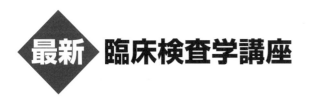

最新 臨床検査学講座

医動物学

第2版

平山謙二

医歯薬出版株式会社

「最新臨床検査学講座」の刊行にあたって

　1958年に衛生検査技師法が制定され，その教育の場からの強い要望に応えて刊行されたのが「衛生検査技術講座」であります．その後，法改正およびカリキュラム改正などに伴い，「臨床検査講座」(1972)，さらに「新編臨床検査講座」(1987)，「新訂臨床検査講座」(1996)と，その内容とかたちを変えながら改訂・増刷を重ねてまいりました．

　2000年4月より，新しいカリキュラムのもとで，新しい臨床検査技師教育が行われることとなり，その眼目である“大綱化”によって，各学校での弾力的な運用が要求され，またそれが可能となりました．「基礎分野」「専門基礎分野」「専門分野」という教育内容とその目標とするところは，従前とかなり異なったものになりました．そこで弊社では，この機に「臨床検査学講座」を刊行することといたしました．臨床検査技師という医療職の重要性がますます高まるなかで，“技術”の修得とそれを応用する力の醸成，および“学”としての構築を目指して，教育内容に沿ったかたちで有機的な講義が行えるよう留意いたしました．

　その後，ガイドラインが改定されればその内容を取り込みながら版を重ねてまいりましたが，2013年に「国家試験出題基準平成27年版」が発表されたことにあわせて紙面を刷新した「最新臨床検査学講座」を刊行することといたしました．新シリーズ刊行にあたりましては，臨床検査学および臨床検査技師教育に造詣の深い山藤　賢先生，高木　康先生，奈良信雄先生，三村邦裕先生，和田隆志先生を編集顧問に迎え，シリーズ全体の構想と編集方針の策定にご協力いただきました．各巻の編者，執筆者にはこれまでの「臨床検査学講座」の構成・内容を踏襲しつつ，最近の医学医療，臨床検査の進歩を取り入れることをお願いしました．

　本シリーズが国家試験出題の基本図書として，多くの学校で採用されてきました実績に鑑みまして，ガイドライン項目はかならず包含し，国家試験受験の知識を安心して習得できることを企図しました．国家試験に必要な知識は本文に，プラスアルファの内容は側注で紹介しています．また，読者の方々に理解されやすい，より使いやすい，より見やすい教科書となるような紙面構成を目指しました．本「最新臨床検査学講座」により臨床検査技師として習得しておくべき知識を，確実に，効率的に獲得することに寄与できましたら本シリーズの目的が達せられたと考えます．

　各巻テキストにつきまして，多くの方がたからのご意見，ご叱正を賜れば幸甚に存じます．

　2015年春

医歯薬出版株式会社

第2版の序

　2020年の新型コロナウイルス感染症 (COVID-19) のパンデミックは，中国での発生以来すでに1年近くが経過しようとしています．野生のコウモリを宿主としていた新型コロナウイルスが，小型の哺乳類を介してヒトに感染し，このように大きな病害を地球規模で与えているという現実に我々はようやく少し落ち着いて向き合えるようになりました．今回のパンデミックは感染症の恐ろしさを改めて周知することになりましたが，同時に感染症のいろいろなことを学ぶ機会にもなっています．野生動物あるいは家畜由来の微生物がヒトに感染して病気を引き起こすメカニズム，さまざまな形の新たなワクチンの考え方，ヒトによってさまざまに異なるウイルスに対する反応性など，これまで手がつけられなかった課題に対しても答えが得られようとしています．

　医動物学が取り上げる寄生虫疾患は，すでに人類が有史以前から感染してきたような病原体によるものがほとんどです．新型コロナウイルスのような新興感染症と異なり，長い歴史の中でヒトと共生し，ある一定の病原性を維持しながら生き残ってきた病原体ということができます．COVID-19も，いずれ今見られる寄生虫疾患のように生き残るのかもしれません．

　寄生虫疾患は国内では減少しましたが，残念なことに世界的にみれば決して減ってはいません．グローバル化が進み，移民や難民さらには社会的な貧富の格差が増大する中で，寄生虫疾患は人類が真剣に対峙すべき重要な疾患群，顧みられない熱帯病としてWHO決議で承認されました．マラリアのように見逃せば致死的となる疾患も存在します．また，寄生虫疾患は，かつて風土病ともよばれていたように，自然環境 (エコシステム) との密接な関係をもっています．COVID-19と同様に，野生動物や家畜，ペットなどとの共通病原性あるいは宿主特異性をもった人獣共通感染症も多く，昆虫やダニなどの媒介者を介して流行するものも多くあります．自然破壊を伴う工業化や地球温暖化などと密接に関係する疾患ともいえるでしょう．

　本書はこれまでの確立された知識の上に立ち，将来にわたって忘れてはならないエコロジーに根差した感染症の存在をわかりやすく記述した類を見ない教科書です．今後とも学生やこの領域の専門家のお役に立ち続けることを心から願っています．

　2020年　秋晴れの長崎にて

平山謙二

序

　多くの方々の支持を得て版を重ねた臨床検査学講座シリーズの「医動物学」が，今回その体裁を一新し，最新臨床検査学講座「医動物学」として上梓されました．すでに定評のある，コンパクトでありながら臨床検査に必要なすべての項目を網羅し，なおかつ寄生虫学の本質を語るスタイルは，藤田紘一郎東京医科歯科大学名誉教授により確立されたものであり，その記述や写真，図版のかなりの部分を本書も引き継いでおります．その上で，さらに学習しやすいようにレイアウトを工夫し，図表を充実させ本文でポイントを押さえながら，周辺の知識についてもより深い理解ができるように，側注を付けるようにしました．

　寄生虫疾患は，国内では減少しましたが，世界的にみれば決して減ってはいません．グローバル化が進み，海外旅行者や長期赴任者，移民や難民などが増加する可能性があるなかで，寄生虫疾患はないがしろにできる疾患ではありません．マラリアのように，見逃せば致死的となる疾患も存在します．また，寄生虫疾患は，かつて風土病ともよばれていたように，自然環境(エコシステム)との密接な関係をもっています．野生動物や家畜，ペットなどとの共通病原性あるいは宿主特異性をもった人獣(畜)共通感染症も多く，昆虫やダニなどの媒介者を介して流行するものも多くあります．自然破壊を伴う工業化や地球温暖化などと密接に関係する疾患ともいえるでしょう．

　本書はこれまでの確立された知識の上に立ち，将来にわたって忘れてはならないエコロジーに根差した感染症の存在をわかりやすく記述した類を見ない教科書です．今後とも，学生やこの領域の専門家のお役に立ち続けることを心から願っています．

2015年　秋晴れの長崎にて

平山謙二

最新臨床検査学講座
医動物学　第2版
CONTENTS

側注マークの見方　国家試験に必要な知識は本文に，プラスアルファの内容は側注で紹介しています．

📓 用語解説　🔍 関連事項　💡 トピックス

第1章 医動物学総論

Ⅰ 医動物学 (medical zoology)

　ヒトに病害を及ぼす自然界の生物を大別すると，原核生物と真核生物に分けられる．さらに，真核生物は菌類界，原生生物界，動物界の3つに分けられている．医動物学で扱う分野は，そのうち原生生物界と動物界に属する真核生物である（**表1-1**）．

　医動物学とは，人体に害を与える動物とそれによって引き起こされるヒトの病気を研究する学問である．これらのうち，人体内部に寄生する原虫類や蠕虫類を研究する学問を**寄生虫学**(parasitology)，ヒトの体表に寄生したり，刺咬吸血して伝染病を媒介したり，有毒物質によりヒトに害を与える動物を研究対象とする学問を**衛生動物学**(sanitary zoology)とよんでいる．

Ⅱ 学名 (scientific name)

　生物の種名は，国際動物命名規約で定められたラテン語綴りの属名(語頭のみ大文字)，種小名(小文字)を連ねてつけた**二名法**(binominal nomenclature)で表されている．

> 例：回虫の学名は下記のようになる．
>
> *Ascaris　lumbricoides*　Linnaeus,　1758
>
> 　属名　　　種小名　　　発表者名,　発表年(西暦)
>
> (属名，種小名は，通常，イタリック体で書く)

> **生物の種 (species)**
> 形態が似た生物の1つのグループを称する．継代しても他の種との交雑や遺伝子交換がなく，一定のゲノムを保っている．

表1-1　病原生物の分類

プリオン	ウイルス	リケッチア クラミジア 細菌	真菌	原生動物	線形動物	扁形動物	節足動物	脊椎動物
蛋白質	核酸粒子	原核生物	真核生物					
			菌類界	原生生物界	動物界			
				原虫学	蠕虫学 線虫学, 吸虫学, 条虫学		昆虫学, ダニ学, 有毒動物学	
微生物学				寄生虫学			衛生動物学	
				医動物学				

Ⅲ 寄生と共生 (parasitism and symbiosis)

　寄生とは，他の生物に宿って栄養をもらいながら生活している現象である．ある生物が独立して自由生活 (free living) をしている場合と区別される．宿を提供している方を**宿主** (host)，借りている方を**寄生体** (parasite) という．

Ⅳ 感染経路 (mode of transmission)

　寄生虫が人体に侵入する方法 (感染方法) としては，次の経路がある．

①**経口感染** (peroral infection)：手指，塵埃，食物 (野菜，魚肉，獣肉など) に感染型幼虫などがいて，生食することによって感染する〔回虫，肝吸虫，無鉤条虫，赤痢アメーバ，Lambl (ランブル) 鞭毛虫など〕．

②**経皮感染** (percutaneous infection)：土壌や水中の感染型幼虫が皮膚から侵入して感染する場合 (糞線虫，住血吸虫，アメリカ鉤虫など) と，吸血昆虫に刺されたときに感染型幼虫などが注入されて感染する場合 (マラリア，フィラリア，リーシュマニアなど) がある．

③**経胎盤感染** (transplacental infection)：妊婦にある種の寄生虫が寄生した場合，胎盤を通過して胎児に移行して感染が起こる (トキソプラズマ，トリパノソーマなど)．

④**性行為感染** (sexually transmitted infection)：感染者と非感染者が性行為により接触することによって，感染型幼虫などが移行して感染する (腟トリコモナスなど)．

⑤**自家感染** (autoinfection)：ある種の寄生虫は，幼虫，虫卵が体外に排出されないで同一宿主体内で発育して感染型幼虫となり，寄生し，さらに発育して成虫になる (糞線虫，小形条虫など)．

Ⅴ 宿主・寄生虫相互関係 (host-parasite relationship)

　宿主と寄生虫の間には次のような特殊な関係がある．

1) 宿主特異性 (host specificity)

　寄生虫はある限られた宿主に寄生して成虫にまで発育して生殖する．あるいは分裂，増殖できる．このような特定の動物を**固有宿主** (definitive host)，または**終宿主** (final host) という．一方，ある寄生虫が宿主に侵入できないか，または侵入しても成虫まで発育できない場合，その宿主を**非固有宿主** (undefinitive host)，**非感受性宿主** (non-susceptible host) という．また，多くの宿主がある人体寄生虫では，ヒト以外の固有宿主を**保虫宿主** (reservoir host) という．

2) 寄生部位特異性 (tissue and organ specificity)

　宿主の決められた組織や臓器にのみ寄生し，発育する性質がある．寄生虫が本来の寄生場所とは別の場所に寄生し，発育することを**異所寄生** (heterotopic parasitism) といい，寄生虫に不適当な生活状態の場合には**迷入** (erratic parasitism) とよばれている．さらに，最初の寄生場所から血流やリンパ流によって他の部位に運ばれ，そこに寄生し病巣をつくることを**転移** (metastasis) という．

3) 幼虫移行症 (larva migrans)

　寄生虫の感染型が非固有宿主であるヒトに侵入した場合，幼虫のままで長期間生存し，ヒト体内を移行して害を与える．内臓幼虫移行症 (visceral larva migrans) と皮膚幼虫移行症 (cutaneous larva migrans) がある．

4) 人獣共通感染症 (zoonosis)

　ヒトにも動物にも感染する病気で，寄生虫，細菌，リケッチア，ウイルスなどによって引き起こされる．そのうち寄生虫によるものが1/3以上を占めている．トキソプラズマ症，住血吸虫症，トリパノソーマ症などがある．

5) 日和見感染症 (opportunistic infection)

　平素は無害で不顕性に感染する病原体が，AIDSなど免疫不全の際に病原性が顕在化し，重症となる疾患．トキソプラズマ脳症，クリプトスポリジウム症，アメーバ赤痢，イソスポーラ症，糞線虫症，ノルウェー疥癬などがある．

Ⅵ　寄生虫の生殖，発育 (reproduction and development)

　寄生虫の一生の生活過程を**生活史** (life history) または**生活環** (life cycle) という．多くの寄生虫はその生活史のなかで生殖を行うが，大きく分けると無性生殖と有性生殖の2つがある．また，多くの寄生虫では中間宿主が存在する．

1) 無性生殖 (asexual reproduction)

　虫体の分裂によって増殖すること．二分裂，多数分裂，出芽の方法がある．

2) 有性生殖 (sexual reproduction)

　発育して雌雄の成虫になり，これらによってつくられた卵細胞と精子または生殖体が合体して次の世代をつくる．蠕虫類はすべてが有性生殖を行う．原虫類のマラリアやトキソプラズマ，クリプトスポリジウムなどでは有性生殖と無性生殖の両方を行う．

> **内臓幼虫移行症 (visceral larva migrans)**
> 幼虫が肝，肺，脳，眼，消化管，筋肉など深部の臓器や組織に移行する場合をいう．イヌ回虫，ネコ回虫，アニサキス，広東住血線虫，イヌ糸状虫，旋尾線虫，包虫などによる．

> **皮膚幼虫移行症 (cutaneous larva migrans)**
> 幼虫が主として皮内または皮下を移行する場合をいう．
> ブラジル鉤虫，イヌ鉤虫，顎口虫，旋尾線虫，Manson（マンソン）孤虫などの幼虫による．線状のミミズ腫れを特に皮膚爬行症 (creeping eruption) という．

> **有性生殖**
> 有性生殖には単為生殖（糞線虫のように雌虫体だけで増殖する），幼生生殖（吸虫類では幼虫期に無性的に増殖する）などがある．

3）終宿主と中間宿主

寄生虫は生活史を完了するのに1〜3個の宿主が必要である．有性生殖を行う宿主を**終宿主**（final host），または固有宿主（definitive host）とよぶ．無性生殖を行う宿主を**中間宿主**（intermediate host）という．

Ⅶ 寄生虫感染の免疫反応（immune response）

寄生虫感染に対する宿主の免疫反応は，その寄生形態により多様である．たとえば，単細胞の原虫類と多細胞の蠕虫類とでは異なった免疫反応を示す．免疫には，宿主が寄生体との共進化の過程で身につけた**自然免疫**（natural immunity，先天免疫）と，個体が繰り返し感染することで生じる**獲得免疫**（acquired immunity）がある．多くの寄生虫感染においては，完全な防御免疫は成立しない．しかし，最初に感染した虫体が体内に寄生している状況では，同じ寄生虫の再感染は阻止される．このような再感染抵抗性は，マラリアなど住血原虫症では**感染免疫**（premunition），住血吸虫症では**随伴免疫**（concomitant immunity）とよばれる．

1）寄生虫と高IgE血症，好酸球増多症

多くの寄生蠕虫症患者では，血中の抗原特異的あるいは非特異的IgE値が上昇していることが知られている．また，主に蠕虫類寄生の場合は末梢血に好酸球増多（eosinophilia）がみられる．寄生虫が組織内にあるときにはその周りに好酸球性肉芽腫を形成している．これらはいずれもアレルギー反応の一種である．

2）免疫回避（immune evasion）

宿主側の防御免疫反応に対し，寄生虫は免疫から逃れて宿主体内で長期間生きるすべをもっている（抗原性を変化させる，宿主抗原をもつ，宿主の免疫を抑制する，抗酵素を分泌する，など）．

Ⅷ 流行の形態（epidemiology）

寄生虫疾患の症状は，通常は慢性的で，地域の特性に応じたいわゆる風土病（endemic disease）として静かに広がっている．流行に関与する主な因子としては，感染経路，媒介動物，衛生状態の3つがあげられる．これらの因子に配慮した寄生虫疾患の制圧対策が世界で進められているが，多くの流行地が熱帯の貧困地域であることから，世界保健機関（WHO）では，これらを「**顧みられない熱帯病**」（neglected tropical diseases；NTDs）に指定し重点的な施策を行っている（**表1-2**）．

また，日本のように主要な寄生虫疾患が制圧された地域では，これらの疾患

 待機宿主

待機宿主（paratenic host，延長中間宿主）とは，中間宿主体内の感染型幼虫を動物が取り込んだ場合，その体内に移ったあとも感染型幼虫の状態で生存し，終宿主への感染の機会を待つ，このような中間宿主的な動物のことである．

寄生虫ワクチン

真核生物で，複雑なライフサイクルを呈する寄生虫（原虫，蠕虫）に対するワクチンの開発は，ウイルスワクチンに比べはるかに困難である．しかしそのインパクトの大きさから，マラリア，リーシュマニア，住血吸虫，鉤虫ワクチンなどが切望されている．現在承認されたものとしてマラリアワクチンのRTS, Sがあるが，その効果は限定的である．

アレルギー反応

抗原抗体反応はヒトに有益な場合だけでなく，病害を与えることもある．これをアレルギー（allergy）とよんでいる．これには，即時型過敏反応（immediate type hypersensitivity，アナフィラキシーなど）と遅延型過敏反応（delayed type hypersensitivity）がある．前者は体液性免疫が主で，後者は主として細胞性免疫によって起こる．

表1-2 NTDs 20種（WHO）

蠕虫（9種）	
土壌伝播蠕虫	回虫症，鉤虫症，鞭虫症
その他の蠕虫	リンパ系フィラリア症，オンコセルカ症，メジナ虫症，住血吸虫症，吸虫症（肝吸虫，肺吸虫，消化管吸虫），有鉤嚢虫症とエキノコックス症
原虫（3種）	リーシュマニア症，シャーガス病，アフリカトリパノソーマ症
真菌	マイセトーマ
細菌	トラコーマ，ブルーリ潰瘍，らい，yawsとトレポネーマ
ウイルス	デング熱，狂犬病
蛇毒	蛇咬傷

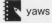 yaws
イチゴ腫（熱帯性のトレポネーマ皮膚感染症）．

の感染者や病原体が流行地から入り込んでくることがあり，**輸入感染症**（寄生虫症）とよばれ，時に再流行を引き起こすことがある（**新興・再興感染症**）．

新興・再興感染症 (emerging and re-emerging infectious diseases)

開発や戦争などによって，これまで接触のなかった自然界の動物の保有する新規の病原体がヒトに感染し流行した場合，新興感染症と称する．2019年末から世界的に流行したCOVID-19や，ボルネオやブラジルで流行しているサルマラリアがその例である．
また，ほぼ制圧された感染症が何らかの環境や社会状況の変化により再び流行を引き起こすことがあり，再興感染症とよばれる．自然農法ブーム時に，人糞を肥料として使用し，回虫症が再興したことがある．

第**2**章　線形動物

A│線形動物（Nematoda）総論

　動植物に寄生する線形動物（線虫）は約8万種であるが，そのうちヒトに寄生する線虫として現在約50種が知られている.

Ⅰ 形態

①**外形**：細長い円筒状で，白色～乳白色～淡紅色をしている．大きさは，旋毛虫の2mmくらいのものから，メジナ虫の雌成虫のように1mくらいのものまでさまざまである．**雌雄異体**で，雌は雄より大きい.

②**体壁**：**角皮**（cuticle），**角皮下層**（hypodermis），**筋層**（muscle layer）の3層からなっている．角皮下層は線維状の薄い層であるが，背腹の正中線および左右両側部で内部に肥厚し，体腔中に突出して筋層を4群に分けている．このなかで側部のもの，すなわち**側索**（lateral cord）が顕著である．筋層は筋肉の配列から次の3タイプに分けられている（**図2-1**）．①**多筋細胞型**（polymyarian type：回虫科），②**部分筋細胞型**（meromyarian type：鉤虫科，蟯虫科），③**全筋細胞型**（holomyarian type：鞭虫科）である.

　体壁の内部は体腔液で満たされ，この中に諸臓器が入っている.

③**消化器**：消化管は単管状で体のほぼ全長に伸びている．①口腔と食道，②腸管，③直腸に分けられている．口は体前端にあり，口腔を形成するものとし

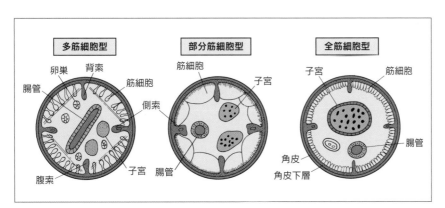

図2-1　線虫の筋肉配列による分類

ないものがある．また，回虫のように口唇があるもの，鉤虫のように歯牙・歯板をもつ種類がある．

食道は短く，多くは筋肉質の壁をもち，内腔は三叉状である．筋肉の収縮によるポンプ作用で食物を吸い込んでいる．食道の末端は太くなり，食道球を形成するものもある．

腸管は1層の上皮細胞でおおわれ，長い直管状で，内腔は広い．直腸は短く，雄では肛門と生殖孔が共用で**総排泄腔**(cloaca)を形成して，体後端の腹面に開いている．雌では腹面に肛門が開いている．

④生殖器：**雌雄異体**である．

・雄生殖器：細長い管状の**精巣**(testis)に始まり，輸精管，貯精管，射精管が続き総排泄腔に開口している．この部に**交接刺**，**交接囊**などの交接器官をもっている．

・雌生殖器：1対の細長い**卵巣**(ovary)，輸卵管，受精囊を経て**子宮**(uterus)となり，これらが合して**腟**となって**陰門**に開口する．鞭虫，旋毛虫は例外で，単管である．

⑤神経系：神経系の中枢は食道周囲にある**神経輪**(nerve ring)で，ここから体の前方，後方にそれぞれ数本の神経幹を出し，体末端部付近まで分布している．口唇部にアンフィド(amphid)，感覚乳頭，肛門後方にファスミド(phasmid)をもつものが多く，分泌機能のほかに運動・知覚にかかわっている．

Ⅱ 生活史

線虫類の多くは卵生(一部は卵胎生)で，発育期は虫卵，幼虫，成虫に分けられる．

感染経路で分けると次のようになる．

①虫卵(幼虫包蔵卵)で感染するもの：虫卵が体外で発育し，中に幼虫ができ，その幼虫包蔵卵の摂取によって感染する(回虫，鞭虫，蟯虫)．

②幼虫で感染するもの：卵殻内で発育した幼虫が外界で孵化し，ラブジチス型からフィラリア型幼虫(感染型幼虫)となって感染する(鉤虫，東洋毛様線虫)．また，外界にラブジチス型幼虫で産出され，フィラリア型幼虫に発育して感染する(糞線虫)．

③中間宿主を必要とするもの：中間宿主が2つあるものには，顎口虫類がある．中間宿主が1つのものとしては，糸状虫類がある．

寄生部位によって分けると次のようになる．

①腸管内成虫寄生：回虫，鉤虫，鞭虫，蟯虫，東洋毛様線虫，糞線虫，旋毛虫．

②組織内成虫寄生：バンクロフト糸状虫，マレー糸状虫，回旋糸状虫，メジナ

表2-1　主な線虫類の感染経路

寄生虫		感染経路
回虫	経口感染	葉野菜などとともに成熟受精卵の経口摂取
アニサキス類	経口感染	サバ，スルメイカ，タラなどの生食
イヌ回虫	経口感染	ニワトリの肝刺しで幼虫を経口摂取，仔イヌなどの糞便中の成熟虫卵の経口摂取
蟯虫	経口感染	手指に付着した成熟虫卵の経口摂取
鉤虫	経口感染，経皮感染	感染型幼虫の経口摂取（ズビニ鉤虫）または経皮感染（アメリカ鉤虫）
広東住血線虫	経口感染	アフリカマイマイ，ナメクジなどに寄生している幼虫を直接・間接的に経口摂取
鞭虫	経口感染	葉野菜などとともに成熟受精卵の経口摂取
糞線虫	経皮感染，自家感染	感染型幼虫の経皮感染，自家感染
有棘顎口虫	経口感染	ナマズ，ライギョの刺身
剛棘顎口虫	経口感染	ドジョウの踊り食い
旋尾線虫	経口感染	ホタルイカの内臓ごと生食
バンクロフト糸状虫	経皮感染	患者血液中のミクロフィラリアを吸ったネッタイイエカ，アカイエカによる吸血時
回旋糸状虫	経皮感染	ブユによる刺咬
ロア糸状虫	経皮感染	アブによる刺咬
イヌ糸状虫	経皮感染	トウゴウヤブカ，アカイエカなどの刺咬
メジナ虫	経口感染	ケンミジンコ

虫.

③**組織内幼虫寄生**：イヌ・ネコ回虫，アニサキス，イヌ糸状虫，広東住血線虫，顎口虫，旋尾線虫，旋毛虫.

　さらに，糞線虫のように，外界で，感染型幼虫と自由生活の雌雄成虫に分かれて発育するもの，旋毛虫のように全生涯寄生で体外に虫卵や幼虫を産出せず，同一個体内に成虫と幼虫が寄生するものなどがある.
　主な線虫類の感染経路と中間宿主・媒介者をまとめると**表2-1**のようになる.

B | 線虫類各論

Ⅰ 回虫（*Ascaris lumbricoides* Linnaeus, 1758）

　日本では第二次世界大戦後，野菜の栽培に屎尿肥料を使用していたため約60％の感染があったが，集団検便，集団駆虫により感染率は低下し，ほとんど問題にされなくなった．しかし，1990年代に入り，有機栽培野菜による多数感染例がみられるようになった．最近では感染率は0.02％である．輸入野菜による感染や，国際化とともに海外で感染して持ち込むケースも多い．

　流行地域

　世界に広く分布し，最も普通にみられる寄生虫であり，世界の人口の20～30％が感染していると推定される．特に，温暖・湿潤な熱帯地方の農村地帯に多くみられる．

　形　態

　成虫は，ヒトの腸に寄生する線虫類のなかでは最も大きく，淡紅色または肌色で，ミミズ様である（写真2-1）．頭部には3個の**口唇**を有し，その表面にある乳頭は感覚器となっている（写真2-2）．

①**雌成虫**（写真2-3）：体長は20～30cm×0.3～0.6cm．体前部1/3のところはくびれていて（**交接輪**），ここの腹索上に陰門が開いている．この部分に雄の尾端が巻きついて，交接刺を陰門に挿入して交尾する．雌には陰門に続いて1本の短い腟，2本の太い子宮，受精嚢，輸卵管，卵巣と続いている．子宮内には虫卵が充満し，断続的に陰門から産下される．体後部は鈍な円錐状で直状である．

②**雄成虫**（写真2-4）：雌成虫より小さく，15～20cm×0.2～0.4cmの大きさである．尾端が腹側に曲がり，先端近くに針状の**交接刺**があるので，肉眼的に雌と区別できる．

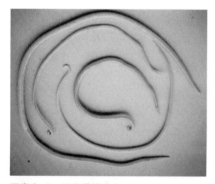

写真2-1　回虫雌雄成虫
雌成虫約30cm，雄成虫約20cm．雄は尾端部が腹側に曲がっている．外側が雌，中の3匹は雄．

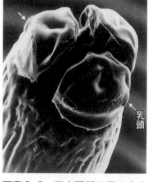

写真2-2　回虫頭部口唇の走査電顕像

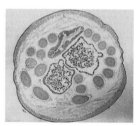

写真2-3　回虫雌成虫の横断面
腸管，子宮，卵巣がみられる．

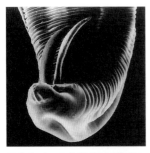

**写真2-4　回虫雄成虫尾端部の
　　　　　　走査電顕像**
針状の交接刺がみられる.

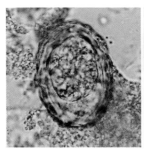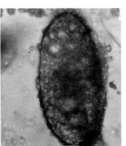

写真2-5　回虫卵
左：受精卵，右：不受精卵.

③**虫卵**（写真2-5）：産下された虫卵には**受精卵**（fertilized egg）と**不受精卵**（unfertilized egg）があり，形態が異なる.

[生活史・感染経路]

ヒトの糞便とともに外界に出た受精卵は，外界で発育・分裂を重ね，**幼虫包蔵卵**（embryonated egg）となる．幼虫包蔵卵の中では2回脱皮し，第3期幼虫となり，好適な環境下（温度28～32℃，湿度95～100％，酸素少量）では，10日～2週間で感染可能となる．ヒトはこの成熟卵を経口摂取すると感染するが，不受精卵や未発育の受精卵を飲み込んでも感染しない.

回虫卵は手指や野菜などに付着して摂取されるほか，塵とともに食品上に散布され口に入ることもある．経口的に摂取された成熟虫卵は，胃を通過して小腸内で孵化する．体長200～300μmの第3期幼虫はただちに小腸壁に侵入して，静脈流に入り，門脈を経て肝臓に運ばれ，さらに心臓を経て肺に達する．この間，約10日を要する．肺では数日間滞在し，脱皮を行い，約1mmの第4期幼虫に発育する．その後，幼虫は肺胞に出て気管を上行し，咽頭で食道に入り，再び小腸に到達する．このようにして肺移行を終えた幼虫は腸管内で2回脱皮を行い，虫卵を摂取後70～80日で成虫となる（図2-2）．ヒト体内での成虫の寿命は1～2年である.

[症　状]

回虫寄生の症状はきわめて複雑で，無症状のこともあるが，時に重症となることもある.

①**幼虫の体内移行に伴う症状**：感染初期に幼虫が肺に侵入するため，出血性の回虫性肺炎を起こすことがある．滲出液の貯留，白血球の浸潤，肺胞細胞の破壊，好酸球増多などを伴う一過性の肺炎症状を認め，**レフレル症候群**（Löffler syndrome）または**PIE症候群**（pulmonary infiltration with eosinophilia syndrome）に一致する症状を示す.

②**成虫の小腸寄生に伴う症状**：少数寄生の場合にはほとんど無症状であり，検便で初めて，その存在を知ることが多い．しかし，腹痛，悪心，異味症，下痢，便秘などの消化器症状を起こし，また頭痛，不眠，痙攣，喘息様発作

受精卵

受精卵は45～75μm×35～50μmの楕円形で外側には蛋白膜の層があり，これが胆汁色素により黄褐色ないし褐色に染まっている．蛋白膜の内側には厚いキチン質の**卵殻**（egg shell）がある．産出直後の卵内容は未分化の**単細胞**であり，卵殻と細胞との間に三日月状の空隙がみられる.

不受精卵

不受精卵は形が一定せず，細長いものや左右非対称のものも多い．受精卵に比べ卵殻，蛋白膜ともに発育が悪く薄い．大きさは65～95μm×40～60μmである．卵細胞は変性して粗大な**油滴状顆粒**になっている．雌の単独寄生の際に見出され，その後の発育はない.

レフレル症候群

鉤虫などによるアレルギー反応で，好酸球増多を伴う喘息様の発作が起こる．p.19参照.

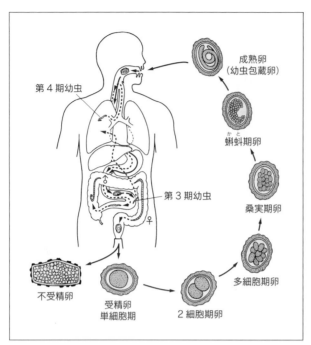

図2-2　回虫の生活史

（図中ラベル）
第4期幼虫
成熟卵（幼虫包蔵卵）
蝌蚪期卵
桑実期卵
第3期幼虫
多細胞期卵
2細胞期卵
不受精卵
受精卵単細胞期

など，おそらく回虫の体腔液による生体の反応と思われる症状がみられることもある．この際にも好酸球増多を伴う．回虫は時に，数十匹，数百匹が寄生することがあり，このときは多数の虫が塊状にもつれて腸閉塞（イレウス，ileus）を起こし，急性腹症として開腹手術の適応となることがある．

③**成虫の異所迷入による症状**：回虫は小腸内にとどまるだけでなく，時に他の臓器に迷入して重大な障害を引き起こすことがある．最も多いのが胃内迷入で，急激な胃痛，悪心，嘔吐などいわゆる胃痙攣症状を示し，回虫を口から吐き出すことも多い．また，回虫は小孔に頭を突っ込む性質があるため，胆管，膵管，虫垂などに迷入することもある．胆道内に迷入した回虫は大部分は総胆管に見出されているが，肝内胆管，肝実質に侵入して塞栓し，急性腹症の原因となることもある．虫卵や虫体の角皮を核とする胆石の形成がみられることもある．回虫による病害はこのような虫体の迷入の際に最も重大で，診断も困難である．

診断・検査法

糞便検査で虫卵を検出する．雌の成虫は1日に20万個以上の虫卵を産出するので，**直接塗抹法**でも観察できる．集卵する場合は，**遠心沈殿法（MGL法）**による．受精卵が検出された場合は雌雄の存在が明らかであり，不受精卵の場合は雌の単性寄生が考えられる．その地域の感染率が30％以下になると，不受精卵陽性者の割合が増加する．雄のみの場合や未成熟な雌の場合には虫卵は検出されない．このような場合や異所寄生の場合はX線検査や超

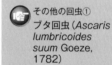

その他の回虫①
ブタ回虫（*Ascaris lumbricoides suum* Goeze, 1782）

ブタに寄生している回虫である．成虫，幼虫，虫卵のいずれについてもヒト回虫とその形態が似ているので両者を区別できない．生物学的には，ブタにはヒト回虫はよく感染するが，ヒトにはブタ回虫はかかりにくく，寄生しても排卵期間は短い．ブタ回虫はおそらく，ブタの家畜化の過程で，ヒト回虫がブタに適応したものと考えられている．

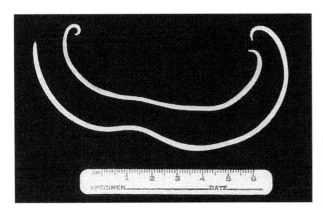

写真2-6　イヌ回虫成虫
上が雄，下が雌．ヒト回虫より小さく，雄成虫4〜6cm，雌成虫7〜10cmで頭部に頸翼がある．

その他の回虫②
イヌ回虫〔*Toxocara canis*（Werner, 1782）Johnston, 1916〕

イヌの回虫．仔イヌのみが終宿主である．成犬では幼虫は肝，肺，筋肉などに蓄えられている（**写真2-6**）．イヌ回虫の幼虫包蔵卵をヒトが飲み込んだとき，第2期幼虫が身体各所，特に肝臓や眼に移行することがあり，いわゆる**内臓幼虫移行症**（visceral larva migrans）を起こす．症状としては，肝腫，白血球増多，好酸球増多，肺浸潤像がみられ，肝生検では好酸球浸潤の激しい炎症像や壊死像がみられる．眼症状は片眼性に眼痛，視力低下，ブドウ膜炎を起こし，まれに失明がみられる．トリやウシの内臓・筋肉を食べて感染した例がある．イヌ回虫，ネコ回虫は，公園などの砂場にイヌやネコの糞便が放置されると幼児への感染の機会が多くなるので注意が必要である．免疫診断法で診断する．治療薬としてアルベンダゾールが用いられる．

音波検査による診断を行う．

治療・予防

回虫駆虫薬として古くからさまざまな薬が用いられてきたが，コンバントリン（パモ酸ピランテル：pyrantel pamoate）が最もよく用いられており，5〜10mg/kg頓用で90％以上の駆虫効果がある．回虫に対して麻痺作用があるが，ヒトの腸管からはほとんど吸収されないので，食事を制限する必要はなく，副作用はほとんどない．しかし，妊婦には投与しないほうがよい．本剤は鉤虫や蟯虫にも有効である．

予防としては，野菜類を生食する場合は流水で十分水洗をするか，加熱（60℃，5秒で死滅）をする．回虫の発育史のうえからは，肥料として腐熟していない屎尿を野菜に与えないことが重要である．

Ⅱ **蟯虫**〔（*Enterobius vermicularis*（Linnaeus, 1758）Leach, 1853〕

日本で最もよくみられる寄生虫である．特に小学校低学年までの幼小児に多く，0.2％の感染率を示している．家庭内など集団感染が多いのも特徴である．日本では2015年に，学校健診の項目から廃止された．

流行地域

地域的な差異や生活程度の高低に関係なく，世界各地に分布する．特に人口密度の高い都市部に多くみられる．

形態

①**成虫（写真2-7）**：白色の小線虫で，大きさは雌は約1cm（8〜13mm×0.5mm），雄は2〜5mm×0.2mmと雌より小さい．頭部には3個の口唇と**頭部膨大部**（cephalic expansion）がある．食道部は球状に膨らんでいる．尾部は，雌ではまっすぐに伸び，先はするどく尖った針状であり，雄では腹部側に巻いている．

その他の回虫③
ネコ回虫〔*Toxocara cati*（Schrank, 1788）Brumpt, 1927〕

ネコに寄生する回虫で，仔ネコ，親ネコともに終宿主になる．イヌ回虫と同じように幼虫移行症を起こす．

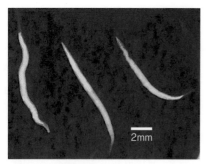
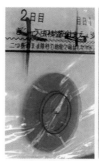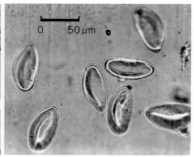

写真2-7　蟯虫成虫（雌）

写真2-8　蟯虫卵
左：肛囲検査法，右：観察された虫卵.

②**虫卵**（写真2-8右）：大きさは回虫卵より少し小さく45～50μm×20～30μmで，無色半透明．卵殻は厚く，左右非対称で**柿の種状**である．産下数時間後には感染可能な幼虫形成卵となる．

生活史・感染経路

特有な産卵習性がある．成虫は**盲腸部**に寄生しているが，雌は子宮内の卵が成熟し，充満すると寄生部位から大腸を下降し，夜間睡眠時に肛門から這い出して**肛門付近の皮膚上**に子宮内の全虫卵（6,000～10,000個）を産み落とす．産出された虫卵は，6～7時間後（翌朝）には幼虫包蔵卵になり，ヒトはこの卵を経口摂取して感染する．

ヒトに経口摂取された虫卵は，十二指腸で孵化し，幼虫は発育しながら大腸を下降して盲腸部分に寄生する．虫卵摂取後，3週間で成虫になり，7～8週間後には産卵する．雄成虫は交尾後，雌成虫は産卵後に死滅する．

雌成虫が肛門付近に産卵する際，かゆみがあり，そこを掻くと虫卵が手指に付着して口に運ばれる．また下着，シーツ，床などに落下した虫卵が塵とともに口に入り感染する．このような感染経路から，家庭，保育所，幼稚園，小学校など，集団の場で感染が起きやすい．

症　状

蟯虫症の主症状は，雌虫の肛門周囲における産卵活動によるかゆみである．また，かゆみのため肛門周囲を掻き，そのために皮膚炎や湿疹を生ずる．睡眠が妨げられるため，昼間，倦怠感があり，神経質となり，注意力散漫，不機嫌などの精神的な症状を生ずる．これらの症状は小児の場合で顕著であり，成人ではほとんど症状はみられない．成虫が盲腸付近に寄生しているときには自覚症状はほとんどないが，虫垂や腟などに侵入して炎症を起こすこともある．

診　断

糞便検査で虫卵がみられることはまれである．虫卵の検出は**肛囲検査法**（セロファンテープ法）による（**写真2-8左**）．

検査は早朝起床時の排便前に行う．この方法では，すでに産卵死亡した雌成

虫が前日まで寄生していたことを確認したにすぎず，また毎日産卵しないので，1回だけの検査では不十分で2～3日連続の検査が必要である．肛囲，おむつなどに雌成虫を確認することもある．

治療・予防

パモ酸ピランテルが用いられる．使用方法は回虫症と同じである．駆虫薬は腸管内の成虫にしか効果がないので，2～3週間後に再検査し，必要があれば同量を再投与する．虫の感染動態から集団での定期的駆虫が効果的である．また予防として，寝具の日光消毒，清掃，手洗い，指をくわえる習慣などに気をつけることが重要である．

Ⅲ 糞線虫〔*Strongyloides stercoralis*（Bavay, 1876）Stiles et Hassall, 1902〕

ヒトの小腸上部の粘膜内に寄生する．多数寄生する場合には下痢が続き，重症になることもある．本種には，①生活史にヒト体内での**寄生世代**と外界土壌中での**自由世代**がある，②経皮感染後の腸管内の寄生世代の成虫は雌のみであり，**単為生殖**を行っている，③**糞便中に幼虫が排出される**，④**自家感染**を起こす，⑤ヒトT細胞白血病ウイルス（HTLV-1）との重複感染者が多い，などの特徴がある．

流行地域

熱帯・亜熱帯地方に広く分布し，日本では九州南部，奄美大島，沖縄に多くみられる．

形態

①**寄生世代成虫**：雌のみで単為生殖を行う．非常に小さく，2.2～2.5mm×0.04～0.05mm．食道はフィラリア型で体長の1/3を占めている．

②**自由世代成虫**（写真2-9）：大きさは雌1mm，雄0.7mm．食道は短くラブジチス型である．

③**ラブジチス型（R型）幼虫**（rhabditiform larva）（写真2-10左）：食道は短く，その下部はタマネギ状に膨球している．大きさは250～380μm．他の線虫のラブジチス型幼虫と区別することはほとんど不可能である．

④**フィラリア型（F型）幼虫（感染型幼虫）**（filariform larva）（写真2-10右，-11）：体長は約600μmで長い食道をもっている．尾端が**逆V字に切れ込んでいる**のが特徴的である．

生活史・感染経路

寄生世代雌成虫は，小腸上部粘膜内に寄生し，そこで産卵する（虫卵の大きさ70μm×45μm，卵殻は薄く透明，産卵時にはすでに桑実期の細胞である）．虫卵は5～6時間でラブジチス型幼虫に発育し，自力で腸壁組織内を移行して腸腔に出る．糞便とともに外界に出たラブジチス型幼虫は，糞便や土壌中で環境条件により次のルートによって発育する．

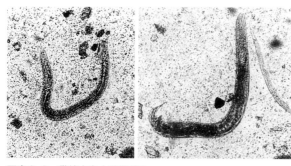

写真2-9　糞線虫自由世代成虫
左：雌成虫，右：雄成虫.

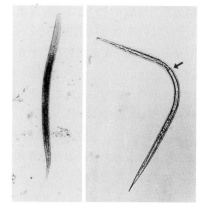

写真2-10　糞線虫幼虫
左：ラブジチス型（R型）幼虫，
右：フィラリア型（F型）幼虫．矢印は食道と
腸管の分岐部.

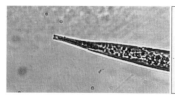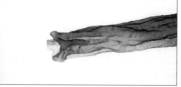

写真2-11　糞線虫フィラリア型幼虫尾端部
左：光学顕微鏡像，右：走査電顕像.

①**直接発育**：一部のラブジチス型幼虫は2回脱皮を繰り返し，約1日でフィラリア型幼虫となり，経皮感染して寄生世代雌成虫となる.

②**間接発育**：その他のラブジチス型幼虫は，外界で4回脱皮して自由世代の雄雌の成虫となる．雌雄成虫の交尾後，雌は産卵する．卵は孵化してラブジチス型幼虫となる．このあと，フィラリア型幼虫となる.

このようにして発育したフィラリア型幼虫はヒトに経皮感染し，血流により肺に運ばれる．ここでしばらく発育したのち，気管をさかのぼり，咽頭，食道を経て小腸上部に寄生する．さらに発育し，寄生世代の雌成虫になる.

また，便秘，発熱時には幼虫が腸管下降中に発育してフィラリア型幼虫となり，腸壁に侵入し，血流により肺に運ばれ，**自家感染**（autoinfection）が起こる．したがって，保虫者を治療しないで放置すると寄生世代の成虫が増え，重症となる場合がある（**図2-3**）.

症状

フィラリア型幼虫の経皮侵入時に，かゆみを伴った皮膚炎が起こる．また，肺通過の際に激しい咳や痰の症状がある．その他，成虫の小腸粘膜内寄生により，その部分にカタル性炎症（catarrhal inflammation）がみられる．少数寄生ではほとんど無症状に経過するが，自然治癒はないと考えられ，下痢，腹部膨満感などの消化器症状を示す.

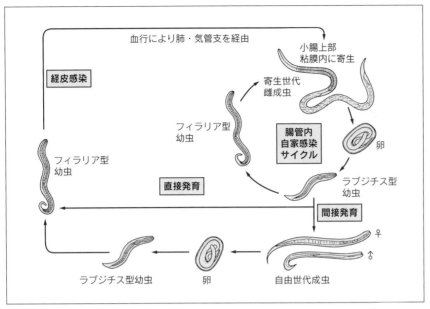

図2-3　糞線虫の生活史

保虫者に副腎皮質ステロイド薬や免疫抑制薬を使用したり，ATLやAIDSなどにより免疫能低下が生じると，自家感染などによって多数が寄生し，**頑固な下痢**，粘血便，腹痛などのほか，幼虫が血流を介して肝，肺，脳，皮膚に散布されて**播種性糞線虫症**を起こす．また，フィラリア型幼虫が腸管内の細菌を持ち込むため，敗血症，化膿性髄膜炎などの合併症がみられる．

ATL：成人T細胞白血病

AIDS：後天性免疫不全症候群

[診断・検査]

糞便や十二指腸液中からラブジチス型幼虫を検出したときには本症を疑い，他の寄生虫幼虫との鑑別のため**濾紙培養法**，**寒天平板培養法**を行う．強い下痢のときには虫卵が検出されることもある．糞線虫は発育が早いので，2〜5日で特徴あるフィラリア型幼虫が得られる．夏期には糞便の放置に特に注意を要する．また，重症の場合には**喀痰**や**尿**からもフィラリア型幼虫やラブジチス型幼虫が検出される．培養法と併用して遠心沈殿法を行う．1日の検査では検出率が悪いので，2〜3日続けて検査する必要がある．

[治 療]

イベルメクチンが用いられている．イベルメクチンは副作用もほとんどなく，駆虫率95％以上と著効する．

Ⅳ 鉤虫類（Hookworm）

　鉤虫は，最初にヒト十二指腸より見出されたので，長い間，十二指腸虫とよばれていた．しかし，今日では鉤虫と統一された．ヒトを固有宿主とするのは，ズビニ鉤虫とアメリカ鉤虫である．世界的に感染者が多く，重要な寄生虫

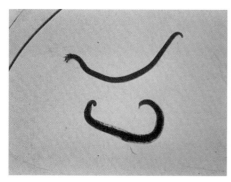

写真2-12　ズビニ鉤虫成虫
上：雄成虫（尾端に傘状の交接嚢がある），下：雌成虫.

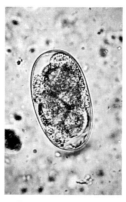

写真2-13　鉤虫卵
卵殻は薄く無色透明. 大きさは，直径約60μmである.

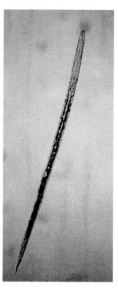

写真2-14　濾紙培養法によって得られたズビニ鉤虫F型幼虫

である.

1　ズビニ鉤虫〔*Ancylostoma duodenale*（Dubini, 1843）Creplin, 1845〕

　小腸上部の腸壁に咬着して寄生し，吸血するので，多数寄生すると貧血によるさまざまな症状を引き起こす.

流行地域
世界に広く分布. 特に，温帯や高地に多い. 日本では，近畿，中国地方などの農村にまれにみられる.

形　態
①**成虫（写真2-12）**：淡紅色. 体長は，約1cm（雌10〜13mm×0.6〜0.7mm，雄7〜10mm×0.4〜0.5mm）. 固定標本ではC字形のものが多い. 雌の陰門は体中央より後方にあるので，交尾時はV字形になる. 雄の尾端には半開した傘状の**交接嚢**（copulatory bursa）がある. この嚢には左右の大きい側葉と小さい1つの背葉がある. 頭部には雌雄とも大きな口腔（buccal capsule）があり，2対の**歯牙**を有している.

②**虫卵（写真2-13）**：大きさは56〜61μm×35〜40μmで，正楕円形をしている. 卵殻は薄く無色透明. **新鮮な糞便中には4細胞期の虫卵がみられる**が，時間がたつと細胞の分割が進む. 雌1匹あたり1日に約10,000個産卵する.

③**幼虫（写真2-14）**：**感染型幼虫**〔被鞘幼虫，フィラリア型（F型）幼虫〕の大きさは700μm×26μmで，食道部分がこん棒状になっている. 頭部は平

坦で槍形構造物は不明瞭である.

生活史・感染経路

虫卵は糞便とともに外界に出, 適当な環境下で1～2日で孵化して**ラブジチス型（R型）幼虫**となる. 幼虫は土壌中で細菌や有機物を食べて発育し, 5～8日後には新しい角皮（鞘）が形成され, 口が閉じて**感染型幼虫**になる. この幼虫が経口, 経皮の2つの方法でヒトへ感染するが, 経口感染が主である.

①経口感染：生野菜などとともに経口的にヒトに入った感染型幼虫は食道, 胃を経て小腸に達し, 小腸粘膜に侵入し, 脱鞘する. ここに2～3日滞在し発育した幼虫は再び小腸腔内に戻り成虫となる. この間, 約1カ月である. 経口的に入った感染型幼虫の一部は, 口腔・咽頭粘膜, 小腸粘膜より侵入し, 粘膜下で血管に入り, 経皮感染のときと同じように発育する.

②経皮感染：ヒトが畑仕事などをしている際, 地表にいる感染型幼虫は皮膚を貫いて侵入するが, この際に脱鞘し, 皮下で血管に入り, 血流によって肺に運ばれ, 肺胞に入る. すぐに気管をさかのぼり, 咽頭, 食道, 胃を経て小腸に達する. 成虫の寿命は約5年である.

新たな感染経路

ズビニ鉤虫感染型幼虫がニワトリ, ウシなどの待機宿主を経て, ヒトに感染する経路も知られるようになった.

症状

①**幼虫寄生による症状**：感染型幼虫が経皮侵入したところに, 点状の皮膚炎が起こるが, 1～2週間で消失する. また, 経皮感染した幼虫が肺に移行する際, 喘息様発作を主徴とする**レフレル症候群**を発症する. また, 以前は日本でも若菜の浅漬けを食べたあとに咽頭のかゆみやレフレル症候群の状態が起こり, **若菜病**といわれた.

②**成虫の消化管寄生による症状**：成虫の吸血と腸壁咬着に伴う出血による**貧血**が主である. 少数寄生ではほとんど無症状であるが, 30匹以上の寄生では貧血症状が現れる. 血液検査では, 小球性・低色素性の**鉄欠乏性貧血**と好酸球増多がみられる. **爪の変形**（スプーン状）, **異食症**（木炭などふだん食べないものを好んで食べる）がみられることもある.

診断・検査

糞便検査によって虫卵を検出する. 集卵法を行う必要がある. 虫卵の比重が小さいので, **飽和食塩水浮遊法**が適している. また, **濾紙培養法**により効率よく感染型幼虫が得られる. これによって種の鑑別が可能である（**写真2-14**）.

治療

パモ酸ピランテルが用いられる. 海外ではアルベンダゾールが用いられている. 使用方法は回虫症, 蟯虫症と同じである. 治療により貧血は改善する.

2 アメリカ鉤虫〔*Necator americanus*（Stiles, 1902）Stiles, 1906〕

はじめアメリカで発見されたのでこの名がついた. 世界的にみると, アメリカ鉤虫のほうがズビニ鉤虫に比べ分布域が広い.

世界に広く分布している．特に熱帯・亜熱帯に多い．日本では南西諸島，南九州，四国などでみられることがある．

形　態

成虫の固定標本はS字形をしている．口腔には腹側に1対の**歯板**（cutting plate）をもつ．雌成虫は大きさ10〜12mm×0.3〜0.5mm，陰門は体の中央から前にあるので交尾像はY字形となる．雄成虫の体長は6〜8mm×0.2〜0.3mm．**交接嚢**（copulatory bursa）は縦に長く吊り鐘状で，側葉の分枝の部位や開く角度がズビニ鉤虫とは異なっている．

虫卵はズビニ鉤虫より少し大きいが区別は不可能である．濾紙培養法によって得た感染型幼虫で両種の鑑別ができる．アメリカ鉤虫の感染型幼虫は約630μm×26μmで，ズビニ鉤虫より太く短い．頭部は丸く槍形構造物がはっきりしている．被鞘の横紋理も顕著である．

生活史・感染経路

アメリカ鉤虫の感染は主として経皮的に行われる．経口感染の場合は口腔粘膜からの侵入である．

ヒトに感染した幼虫は，皮膚内に約2日滞在し，血流により肺に運ばれ肺胞内に約5日間滞在し発育して第3期末期幼虫となる．その後，気管，咽頭を経て小腸上部に達した幼虫は，粘膜には侵入せず，小腸粘膜に咬着寄生して発育し，約2カ月で成虫になる．成虫の寿命は5〜8年である．

症　状

成虫による症状はズビニ鉤虫と同じであるが，軽微である．これは両種の吸血量の差によるものと考えられている．ズビニ鉤虫の吸血量は1日1匹あたり0.16〜0.3mL，アメリカ鉤虫は0.03mLであるので，アメリカ鉤虫の病害はズビニ鉤虫に比べ1/5程度とかなり少ない．

Ⓥ 東洋毛様線虫（*Trichostrongylus orientalis* Jimbo, 1913）

ヒト小腸に寄生する小線虫である．虫卵は寒さや乾燥に強いので，東北・北海道地方などの寒冷地でもみられるが，感染者は著明に減少している．

流行地域

主として韓国，中国などの東アジアに分布し，日本では中部地方以北にみられる．

形　態

①成虫：白色の光沢を有している．名の示すように**毛様繊細**で，やっと肉眼で認められる程度である．大きさは雌5〜7mm×0.08mm，雄4〜6mm×0.075mm．雄の交接刺は1対あり，等長ヘラ形である．

②虫卵（**写真2-15**）：大きさは75〜91μm×39〜47μm，ほぼ楕円形で一

🔖 その他の鉤虫類

①セイロン鉤虫（*Ancylostoma ceylanicum*（Looss, 1911）Leiper, 1915）：沖縄・奄美地方より南のアジア各地のイヌ，ネコの寄生虫であるが，熱帯・亜熱帯地方ではかなりヒトにも感染している．経皮または経口的に感染し，腸に寄生する．腹痛，下痢，好酸球増多がみられる．

②イヌ鉤虫（*A. caninum*（Ercolani, 1859）Hall, 1913）：イヌ，キツネ，オオカミなどイヌ科動物を終宿主とし，世界に広く分布．特に北半球に分布．ヒトへの成虫寄生例も報告されている．ヒトには経皮感染して皮膚爬行症（creeping eruption, p.36 側注を参照）を起こす．

③ブラジル鉤虫（*A. braziliense* Gomez de Faria（1910））：熱帯・亜熱帯のイヌ，ネコを固有宿主とする．ヒトには幼虫が経皮的に侵入して，赤い水疱状の皮膚爬行症を起こす．

端は反対側よりやや尖っている．卵殻は薄いが鉤虫卵よりは厚く，無色．内容は新鮮便中でも卵割が進み**桑実期**となっており，ブドウの房状である．
③**感染型幼虫（F型幼虫）**：大きさ800 μm×22 μm，腸管が特徴的である．**腸管腔は蛇行状**で，腸管細胞数は少なく，各側8個である．虫体そのものの尾端は丸い．

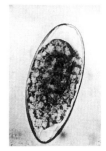

写真2-15　東洋毛様
線虫虫卵

生活史・感染経路

ズビニ鉤虫の生活史に類似している．糞便とともに外界に排出された虫卵は，低温や乾燥に対して鉤虫卵より強く，適当な環境下で1〜2日で発育し孵化する．この幼虫は7〜8日で発育脱皮して感染型幼虫となる．感染型幼虫も抵抗力が強く，長期間生存している．ヒトは感染型幼虫の経口摂取によって感染する．体内移行せず直接，腸管に寄生する．

症状

多数寄生すると腹痛，下痢，食欲不振，四肢倦怠感などの症状があり，好酸球も増加する．

診断・検査

糞便検査で虫卵を検出する．産卵数が非常に少ないので，**飽和食塩水浮遊法**による集卵または濾紙培養法を行う必要がある．

治療

パモ酸ピランテル剤が用いられているが，鉤虫より駆虫が困難である．

Ⅵ 鞭虫〔*Trichuris trichiura* (Linnaeus, 1771) Stiles, 1901〕

成虫のムチのような形状からこの名前がつけられた．これまで有効な駆虫薬がなかったため，日本にも多くみられ，特に高齢者施設や心身障害者施設などで集団感染がみられる．

流行地域

世界に広く分布する．特に熱帯・亜熱帯の高温多湿な地域に多くみられる．

形態

①**成虫（図2-4，写真2-16右）**：体の前部3/5はきわめて細く，後部2/5は太く，体形は**ムチ状**である．細い部分にはスチコサイト（stichocyte）という球形の細胞が数珠状に並んだ構造があり，その細胞の中に細い食道が通っている．また，腹側には多数の杆状細胞よりなる杆状帯という特殊な構造がある．後方の太い部分には生殖器がある．大きさは雌3.5〜5cm，雄3〜4.5cm．雄の体後部はゼンマイ状に腹側に巻き込んでいる．
②**虫卵（写真2-16左）**：40〜5 μm×22〜25 μmで，レモン形あるいは**岐阜提灯形**．卵殻は厚く，褐色．両端に**無色の栓**がある．中には1個の卵細胞が隙間なく詰まっている．時に70〜83 μm×26〜36 μmの大型虫卵がみられることがある．

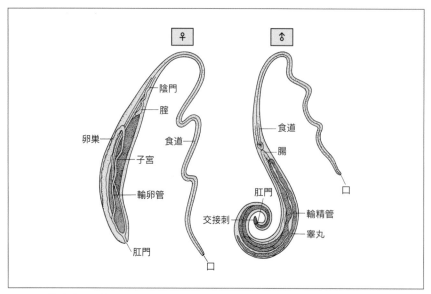

図2-4　鞭虫成虫の模式図

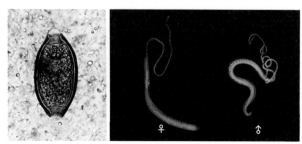

写真2-16　鞭虫
左：虫卵，右：成虫.

生活史・感染経路

ヒト固有の寄生虫である．虫卵は糞便とともに外界に排出されて発育し，3〜6週間で感染可能な幼虫包蔵卵になる．これがヒトに経口的に感染すると小腸で孵化し，幼虫は体内移行することなく小腸粘膜に侵入し，発育後，盲腸に至って成虫になる．感染後，約3カ月で成虫となる．

症　状

少数寄生の場合はほとんど無症状であるが，多数寄生すると下痢，腹痛，食欲不振などの消化器症状が現れる．虫垂炎の原因になることもある．

診断・検査

糞便検査によって虫卵を検出する．盲腸寄生であるので便に均一に排卵されない．また産卵数が少ないので集卵法を用いる．遠心沈殿法，浮遊法のどちらでも検出できる．

治 療

メベンダゾールが有効である．副作用は少ないが催奇性があるので，妊婦には禁忌である．

Ⅶ 旋毛虫〔*Trichinella spiralis*（Owen, 1835）Railliet, 1895〕

日本では，1974年青森県で初めてクマ肉の生食による人体感染がみられた．旋毛虫類には5種の独立種が知られているが，日本には*T. spiralis*は存在せず，*T. britovi*, *T. nativa*による感染であることが明らかになった．しかし，ここでは一般的な*T. spiralis*について述べる．

流行地域

ヨーロッパ，アフリカ，北米，南米，アジア（中国，インド）に分布する．

形 態

雌成虫3〜4mm×0.06mm，雄成虫1.5mm×0.05mmのきわめて細い糸状の線虫である．卵胎生で幼虫を産出する（**写真2-17**）．

生活史・感染経路

他の寄生虫とはかなり異なった生活史を営んでいる．終宿主が同時に中間宿主になっている．

成虫はヒトのほか**ブタ，クマ**，イヌ，ウマ，ネズミなどの**小腸粘膜内**に寄生し，体長約100μmの幼虫を産出する．この幼虫は血流・リンパ流によって，**同じ宿主の全身の横紋筋に運ばれて被嚢する**（被嚢は0.5mm×0.25mmのレモン状である）（**写真2-18**）．被嚢周囲の筋線維は変性，石灰化が起こるが，中の幼虫は数年以上も生存し，感染の機会を待っている．

ヒトがブタ肉，クマ肉，馬肉などの生食によって寄生している被嚢幼虫を経口摂取すると，小腸上部で消化されて脱嚢する．感染型幼虫は腸管粘膜に侵

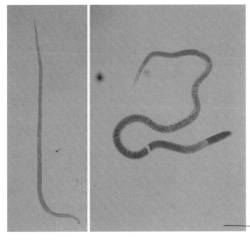

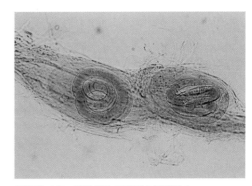

写真2-18　横紋筋中の旋毛虫被嚢幼虫

写真2-17　旋毛虫成虫
左：雄，右：雌（幼虫が充満している）．

入, 発育する. 3～5日で成虫となり, 幼虫を産み始める. 雌虫の寿命は1カ月で, その間に500～1,000匹の幼虫を産む. 欧米ではブタ肉の自家製ソーセージによる感染が, 日本ではクマ肉の生食による感染が多い.

症状

①消化管侵入による（感染後約1週間）：成虫の小腸寄生によって下痢, 腹痛などの腸炎が起こるが, その症状は軽微である.

②幼虫筋肉内移行による（2～3週）：主な病害は, 幼虫が横紋筋（眼筋, 咬筋, 呼吸筋）に移行するときに起こる. **眼窩の浮腫**, **発熱と筋肉痛**を起こし**好酸球増多**がみられる. 心筋炎を起こし死亡原因になるが, 心筋では被嚢しない.

③幼虫被嚢期（4～16週）：幼虫が横紋筋で被嚢する時期. 軽症の場合は回復に向かうが, 重症の場合は, 痙攣, 呼吸困難, 髄膜炎などの症状が出現し, 死亡率も高い. これらの症状は感染した幼虫の数に比例する. ヒトの筋肉1g中に幼虫が1,000匹を超えると重症化する.

診断・検査

筋肉生検材料をスライドガラスで**圧平して被嚢幼虫を鏡検**する. 人工消化液で筋肉を消化して幼虫を検出する. 臨床症状や食歴が診断の助けとなる. 免疫（血清）診断法も行われている.

治療

アルベンダゾール, メベンダゾールと副腎皮質ステロイド薬を併用する. 幼虫は低温に抵抗性があり, −30℃・6カ月の保存でも感染性がある. その他, くん製, 塩漬, 乾燥にも抵抗性があるので, 十分に加熱する必要がある.

Ⅷ 糸状虫類（filaria）

脊椎動物（固有宿主）の血管, リンパ節, 皮下組織などに寄生する. 卵胎生で, 産出された幼虫（ミクロフィラリア）は吸血昆虫（中間宿主）によって媒介される. 診断上, ミクロフィラリアの形態, 定期出現性が重要である.

1 バンクロフト糸状虫〔*Wuchereria bancrofti*（Cobbold, 1877）Seurat, 1921〕

ヒト固有の寄生虫で, **リンパ系**に寄生し, **陰嚢水腫**, **象皮病**, **乳び尿**を起こす病原体である. 現在, マレー糸状虫と合わせて世界に1億2千万人の感染者がいるといわれている.

流行地域

広く熱帯・亜熱帯地域に分布. 日本では九州南部, 奄美大島, 沖縄に感染がみられたが, 現在では新しい感染はない.

定期出現性

ヒトの血液中のミクロフィラリアには**定期出現性**（microfilarial periodicity）がある. すなわち, 昼間は肺の毛細血管中に潜んでおり, 末梢血中には午後10時ごろから午前4時ごろまでに最も多く現れる. このような性質をミクロフィラリアの**夜間定期出現性**（nocturnal periodicity）という. 夜間吸血する蚊に末梢血中のミクロフィラリアが吸われて発育後に伝播し, 感染のサイクルが回るので, 目的にかなっている. しかし, フィジー諸島, サモアなどの南太平洋諸島では, 昼間にも末梢血中にミクロフィラリアが出現する. ここでは, 昼間や朝夕に吸血する蚊によって媒介が行われている.

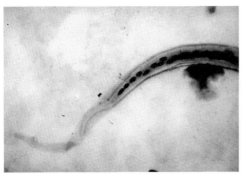

写真2-19　バンクロフト糸状虫ミクロフィラリア
　　　　　尾端部（H-E染色）

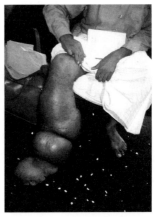

写真2-20　バンクロフト糸状虫
　　　　　症（象皮病）

形 態

①**成虫**：乳白色，糸状で，大きさは雌80mm×0.3mm，雄40〜45mm×0.1mm．雌の子宮内には卵膜に包まれた幼虫がたくさん形成され，**被鞘幼虫（ミクロフィラリア）**として産出される．雄の尾端には交接刺と副交接刺がある．

②**ミクロフィラリア（写真2-19）**：ミクロフィラリアは末梢血に現れるので，血液塗抹標本を鏡検して種の鑑別ができる．有鞘で，大きさは220〜350μm×7〜10μm．ほとんど無色．体内には体細胞核，神経輪，排泄孔，排泄細胞，生殖細胞，直腸細胞があり，その位置関係で種を鑑別する．

生活史・感染経路

世界では多くの媒介蚊が知られているが，**ネッタイイエカ**（*Culex quinque-fasciatus*）が重要である．日本では**アカイエカ**（*C. pipiens pallens*），トウゴウヤブカ（*Aedes togoi*）が媒介していた．

蚊に吸われたミクロフィラリアは，蚊の中腸内で脱鞘して第1期幼虫となる．その後，胸筋に移行し第2期幼虫を経て，約14日で第3期幼虫（感染型幼虫）となり，胸筋から体腔に出て口吻に集まり感染の機会を待つ．感染型幼虫をもっている蚊がヒトを吸血するとき，その口吻から幼虫が脱出し刺し口からヒト体内に侵入する．幼虫がヒトに侵入してからリンパ系組織で成虫となるまでの経路は不明であるが，3カ月から1年で成虫になり，ミクロフィラリアを産出する．虫の生殖寿命は少なくとも4〜5年程度である．

症 状

①**急性期の症状**：蚊に刺されて感染すると，多くは無症状に経過するが，9カ月後くらいから全身症状が現れる．陰嚢，精索，睾丸，四肢などのリンパ管炎，リンパ節炎が起こり，38〜40℃の熱発作を伴う．発作は発赤腫脹，悪寒・戦慄を伴い数日で解熱するが数回繰り返される．このような発作を以前は"**クサフルイ**"とよんでいた．以前は成虫やミクロフィラリアの代謝産

物によるアレルギー反応と考えられていたが，細菌の二次感染によるものであるとされている.

②慢性期の症状：本症の経過はきわめて長期にわたり，壮年期や老年期になって慢性症状がみられることが多い. 成虫は**鼠径部，腋窩部，精索**などのリンパ管，リンパ節に好んで寄生し，次第に管を閉塞していく. そのため，リンパのうっ滞が起こり，リンパ管瘤や乳び管瘤を生じる. これが破れてリンパや乳びが流れ出し，陰嚢にたまると**陰嚢水腫**（hydrocele），膀胱に入って**乳び尿**（chyluria）を起こす. うっ滞したリンパ液は皮下組織に浸透し，長年の間に皮膚が肥厚して象の皮膚のようになり，**象皮病**（elephantiasis）とよばれている（**写真2-20**）. 好発部位は下肢，外陰部である.

診断・検査

急性期の患者であれば，夜間採血によりミクロフィラリアを証明すればよい. ミクロフィラリアが少ない場合は，1mLの血液を溶血してヌクレポア膜を通し，染色後に鏡検する. 乳び尿，陰嚢水腫液からもミクロフィラリアが検出される.

また，誘発法としてジエチルカルバマジンを服用30分後に採血して検査する. 昼間に検査しなければならないときにはこの方法を行う. 慢性期にはミクロフィラリアはほとんど検出されない. この場合は，居住地や症状から判断する.

近年，フィラリア抗原を検出するキットが発売され，また特異抗体を検出する血清あるいは尿診断法も行われるようになった.

治療

ジエチルカルバマジン，イベルメクチン，ドキシサイクリンが用いられている. 陰嚢の象皮病の場合は，外科的治療も行われている. また，下肢の象皮病には石けんによる洗浄が有効である. 乳び尿は安静・低脂肪食で改善することもある.

2 マレー糸状虫〔*Brugia malayi* (Brug, 1927) Buckley, 1958〕

リンパ系に寄生する糸状虫であるが，バンクロフト糸状虫と異なり泌尿器系の症状は示さない.

流行地域

東南アジアに広く分布している. 日本では，かつて八丈小島にみられた. 途上国のなかには患者数が減少しない地域がみられる.

形態

成虫はバンクロフト糸状虫より少し小さく，雌50mm×0.16mm，雄22mm×0.09mm. ミクロフィラリアは有鞘で尾端に核があり，鑑別診断上，重要である（**写真2-21**）.

生活史

主として**ヌマカ属の蚊**によって媒介される. マレー糸状虫はヒト以外にも**サ**

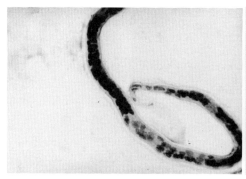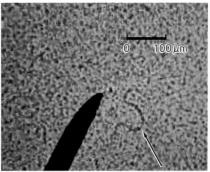

写真2-21　マレー糸状虫ミクロフィラリア
尾端に核がある．右は夜間採取血中のミクロフィラリア.

ル，ネコ，ネズミ類に感染する．ミクロフィラリアは**夜間定期出現性**を示すが，ところによっては**亜周期性**の系統もある．

症状

マレー糸状虫の場合は，**象皮病は四肢，特に下肢**に生じ，陰嚢には生じない．また，乳び尿や陰嚢水腫などの泌尿器系の病変は起こらない．リンパ管炎などの炎症性の症状はバンクロフト糸状虫より激しい．

3　回旋糸状虫（オンコセルカ）〔*Onchocerca volvulus* (Leuckart, 1893) Railliet et Henry, 1910〕

皮膚に**腫瘤**を形成したり，**眼症状**が現れたりする．患者数は1,750万人といわれている．アフリカで感染し，帰国した日本人症例が報告されている．

流行地域

アフリカ中央部に広く分布している．中央アメリカでも報告されている．

形態

成虫はヒトのみに寄生し，皮下腫瘤の中にコイル状に巻いて寄生している．大きさは雌330〜500mm×0.4mm，雄19〜42mm×0.2mmときわめて細い．雌からミクロフィラリア（約250μm，無鞘）が産出されるが，全身，特に腫瘤付近の皮下組織中に存在し，血中には現れない（**写真2-22，-23**）．リンパ系糸状虫と異なり，ミクロフィラリアの周期性はない．

生活史・感染経路

川で発生する**ブユ**（blackfly）が媒介して失明を起こすので，**河川盲目症**（river blindness）といわれている．ブユが感染者を吸血し，ミクロフィラリアを摂取すると，ブユ体内で7〜10日で感染型幼虫に発育する．ヒトは感染型幼虫をもったブユに刺されて感染する．ヒト体内に侵入した幼虫は主として皮下で約1年で発育，成熟する．成虫の寿命は10年前後と考えられている．

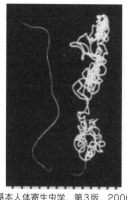

（基本人体寄生虫学. 第3版, 2000）

写真2-22　回旋糸状虫（オンコセルカ）成虫
左が雄，右が雌.

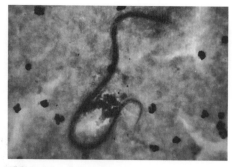

**写真2-23　回旋糸状虫（オンコセルカ）のミクロ
　　　　　　フィラリア**

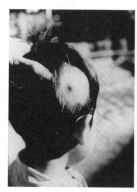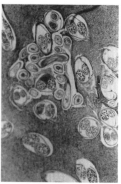

**写真2-24　回旋糸状虫（オンコセルカ）腫瘤とその組
　　　　　　織像**
左：腫瘤，右：組織像.
腫瘤（コブ）の中には，たくさんの成虫断片がみられる.

症　状

①**皮膚症状**：感染した皮膚はかゆみが強く，浮腫と萎縮が交互に起こるので皮膚はチリメン状になる．アフリカでは**脱色素斑**がみられる.

②**腫瘤形成（写真2-24）**：成虫は**皮膚に小指頭大の腫瘤**を形成して寄生する．頭部，肩甲部，背部，腰部，殿部に多くみられる.

③**眼症状**：ミクロフィラリアが球結膜から角膜，さらに網膜，視神経へと侵入するので，角膜炎，網膜の変性，視神経の萎縮を起こして**失明**する.

診断・検査

皮膚切除〔**検皮法（skin snip法）**〕によりミクロフィラリアを検出する．ELISA法などの免疫（血清）診断法が有効である.

治　療

イベルメクチンが副作用もなく効果がある．また，腫瘤を切除することが寄生虫体数を減らし，眼症状を予防する.

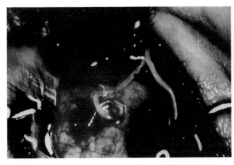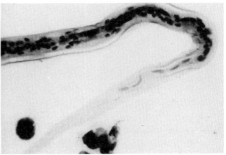

写真2-25　ロア糸状虫
左：眼に寄生している成虫（雌），右：ミクロフィラリア.

4　ロア糸状虫〔*Loa loa*（Cobbold, 1864）Castelani et Chalmers, 1913〕

　African eyeworm といわれている．西および中部アフリカに分布する．
　成虫は雌20〜70mm，雄20〜30mmの大きさである．ミクロフィラリアは約300μmで有鞘．昼間に多く末梢血に出現する（**昼間定期出現性**）．中間宿主は**アブ**（horsefly）である．成虫は**皮下組織を移動**して炎症性浸潤，一過性皮膚腫脹（**カラバール腫脹**）を起こす．また，**眼結膜**や眼瞼にも寄生するが，失明することはない．治療はジエチルカルバマジン，アルベンダゾール，イベルメクチン投与または外科的摘出による（**写真2-25**）．アフリカのザイールで感染した日本人症例が報告されている．

5　イヌ糸状虫〔*Dirofilaria immitis*（Leidy, 1856）Railliet et Henry, 1911〕

　*Dirofilaria*属糸状虫の人体感染例が多数報告されている．*Dirofilaria*属の糸状虫はイヌ，アライグマ，クマなどのいろいろな動物に寄生しているが，なかでもイヌに寄生するイヌ糸状虫（*D. immitis*）による人体症例の報告が多く，わが国でも報告数が増加傾向にある．イヌ糸状虫の成虫は通常**イヌ**などの動物の**右心室**または**肺動脈**に寄生しているが，ヒトに感染した場合は成虫にまで発育するものはまれで，未熟虫体が肺，皮下などに発見される．

　流行地域
　日本では，関東地方以西からの症例が多く報告されている．また，患者は40歳以上，特に高齢者に多くみられる．

　形　態
　イヌ糸状虫成虫は雄12〜20cm，雌25〜30cm，体幅1mmくらいの非常に細長い線虫である．ヒトから摘出されたイヌ糸状虫虫体の形態的な特徴は次のとおりである．体直径は150〜330μm，角皮層は薄く3〜4層からなり，外層には横条線が認められる．筋層は体の1/4を占め，多筋細胞型（polymyarian type）で，筋層と同じ厚さの側索が両側にみられる（**写真2-26**）．

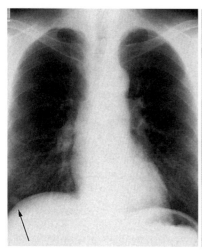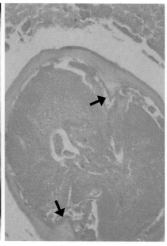

写真2-26　肺イヌ糸状虫症
左：X線像，銭形陰影がみられる，
右：左の腫瘤の組織標本（厚い筋層がみられる）．矢印は側索．

感染経路

蚊が感染したイヌを吸血してミクロフィラリアを取り込むと，蚊体内で約2週間で感染型幼虫となる．ヒトは感染蚊が吸血する際，口吻に集まっている感染型幼虫が注入されて感染する．媒介蚊としてトウゴウヤブカ（*Aedes togoi*），ヒトスジシマカ（*A. albopictus*），アカイエカ（*Culex pipiens pallens*）が重要である．

症　状

肺寄生の場合の症状は，咳嗽，発熱，呼吸困難などである．
肺外寄生例としては皮下，腹腔，眼部，子宮後壁，右心室寄生の報告があり，いずれも腫瘤摘出後に確認されている．予後は良好である．大部分の患者は集団健診などで偶然に異常を指摘され，自覚症状はほとんどない．

診断・検査法

肺腫瘍・肺結核などの肺疾患，および肺吸虫・エキノコックスなどの寄生虫疾患と鑑別するために，オクタロニー法，ELISA法，ウェスタンブロット法などの免疫（血清）診断法が行われている．腫瘤摘出後の病理組織標本で確定診断できる．

治療・予防

いまのところ腫瘤摘出以外に方法はない．
予防としては，イヌに寄生しているフィラリアの駆虫および媒介蚊の駆除．野外での活動のときには蚊に刺されないように忌避剤を用いる．

銭形陰影

X線検査により肺野に銭形陰影（coin lesion）とよばれる限局性の陰影を認め，肺腫瘍，肺結核などと診断されることがある．肺病巣は線維性肉芽組織の被膜によって境界され，内部の血管内腔に虫体が認められ，線維芽細胞，好酸球などの浸潤がみられる．

Ⅸ アニサキス類（*Anisakis* spp.）

　アニサキスとよばれる一群の線虫は，**クジラ，イルカ，アザラシ**などの海棲哺乳類の胃に寄生しており，ヒトは，その幼虫が寄生している魚類の生食に

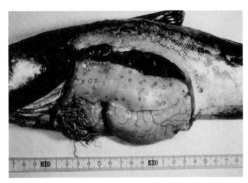

写真2-27　タラの内臓被膜に寄生しているアニサキス幼虫

よって感染する．日本近海の魚類からは*Anisakis simplex*, *A. physeteris*, *Pseudoterranova decipiens*の幼虫が見出されており，特に*A. simplex*幼虫による症例が多い．しかし，北海道では*P. decipiens*幼虫による症例もみられる．アニサキス症は幼虫によって起こるので**幼虫移行症**（larva migrans）の一つであり，かつ，動物の寄生虫がヒトに感染するので**人獣共通感染症**（zoonosis）でもある．

流行地域

北欧諸国や日本に症例が多い．海産魚類やイカなどの生食の習慣によるものと思われる．

形　態

*Anisakis simplex*幼虫は白色，体長20〜30 mm，体幅0.4〜0.6 mmで，魚類の内臓被膜下や筋肉内にコイル状に被嚢して寄生している（**写真2-27**）．頭端には穿歯（boring tooth）がある．次いで，細長い食道，太い胃部が腸に続いている．*A. simplex*幼虫の胃は*A. physeteris*幼虫の胃より長く，腸に続く部分が斜めになっており，尾部は短く鈍円で尾端に小棘（mucron）がみられる．*A. physeteris*幼虫には小棘はみられない．また，*P. decipiens*幼虫は大きさがかなり大きく，腸盲嚢を有しているのが特徴である（**図2-5**）．

生活史・感染経路

アニサキス類はクジラ，イルカ，アザラシを終宿主とする．虫卵は，これらの動物の糞便とともに海中に放出され，中に第1期幼虫が形成される．やがて幼虫は孵化し，第2期幼虫として浮遊し，**オキアミ**などの甲殻類（中間宿主）に取り込まれて**第3期幼虫**へと発育する．これが待機宿主である種々の魚やイカに食べられると，これらの魚類の体内で第3期幼虫の状態で寄生を続ける．そして，終宿主であるクジラやイルカに食べられるとその胃内で成虫となる．ヒトはこの第3期幼虫が寄生した魚類を生食して感染する（**図2-6**）．*A. simplex*幼虫は165種の**魚類**（**サバ，イワシ，アジ，タラ，サケ**など）と**スルメイカ**に寄生しているが，サバやイワシからの感染例が多い．*P. decipiens*幼虫は，北海道および北部日本海側でタラ，オヒョウなどから感

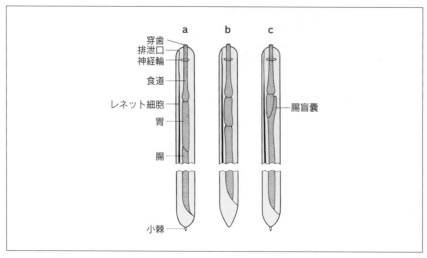

図2-5　主なアニサキス類幼虫
a：*Anisakis simplex*幼虫，b：*Anisakis physeteris*幼虫，c：*Pseudoterranova decipiens*の幼虫.

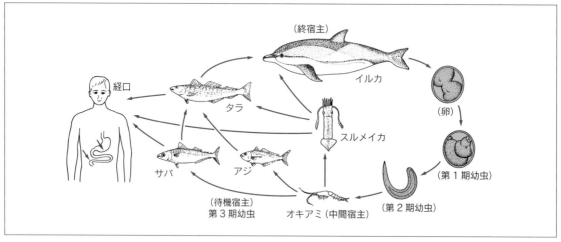

図2-6　アニサキス類の生活史

染する例が多い．*A. physeteris*幼虫はスルメイカで寄生率が高い．

症状

ヒトに摂取された幼虫が，ヒトの胃壁や小腸壁に侵入して**アニサキス症**（anisakiasis）を起こす．胃アニサキス症と腸アニサキス症に区別される．また，症状の強さには種々の段階があり，それぞれ激症型と緩和型に分けられている．

初感染の場合は一般に軽症であり緩和型を示すが，過去にすでに感作されているヒトが再感染すると強い即時型過敏反応が起こり，消化管の激しい攣縮を起こし激症型となる．

①**胃アニサキス症**：激症型の場合は，生の魚やイカを食べてから4〜8時間

> **即時型過敏反応**（immediate hypersensitivity）
> 抗原特異的IgE抗体の存在下に抗原が侵入すると，マスト細胞の脱顆粒が起こり，急激なアレルギー反応が引き起こされる．

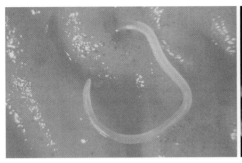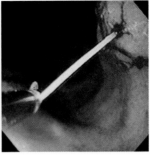

写真2-28　アニサキス幼虫
左：小腸に侵入しているアニサキス幼虫の内視鏡写真，右：胃壁に穿入する幼虫を内視鏡の鉗子（左下にみえる）を用いて摘出．

後に急激な心窩部痛，悪心，嘔吐などをきたす．胆石症や胃潰瘍，胃穿孔などと誤診されることが多い．一方，緩和型の場合は症状が軽微であり，気づかないことが多い．時に末梢血中の白血球増多がみられる．幼虫の侵入部位には局所腫脹，発赤，周囲の出血斑などがみられる．

②腸アニサキス症：激症型の場合は，小腸，特に回腸末端部に発症することが多い．緩和型の場合は回盲部に腫瘤を形成しているが，ほとんどの場合，気づかない．やはり，幼虫を有する食品を摂取してから数時間ないし数日後に，激しい下腹部痛および悪心，嘔吐，腹部膨満などが起こる．発熱はないが，虫垂炎，腸閉塞，腸穿孔などと誤診され，急性腹症として開腹手術を受けることが多い．開腹時所見では，腹腔内に半透明の腹水，腸罹患部の浮腫が認められる．

診断

激しい腹痛がある場合，アニサキス症を念頭におき，発症前に摂取した食品について詳しく問診を行うことが必要である．次いでX線胃腸透視を行い，さらに内視鏡を用いて胃壁に穿入している幼虫を直接観察する（**写真2-28右**）．最近では肛門から大腸ファイバースコープを入れ，回盲部を越えて観察することも可能になった（**写真2-28左**）．

治療

薬物療法は確立していないので，もっぱら外科的摘出が行われている．胃壁穿入時のものは，胃内視鏡でみながら胃生検鉗子で虫体を摘出することが最良である．

予防

幼虫は高温に弱く，60℃で数秒で死亡する．低温では2℃で50日も生きるが，−20℃では数時間で死亡する．オランダでは1968年以来，ニシンを−20℃で冷凍することを義務づけた結果，患者は激減した．塩，しょうゆ，酢，わさびなどでは虫体は死滅しない．

> **組織内でのA. simplex幼虫の特徴**
> 組織内にみられるA. simplex幼虫の断面構造の特徴は次のとおりである．①角皮内側で両側性にある側索は著明で，双葉状を呈している．②角皮下の筋細胞はよく発達している．③虫体上半部では，H-E染色で濃染されるバナナ状の排泄細胞（レネット細胞）がみられる．④腸管は1層のよく発達した円柱上皮でおおわれ，内腔はY字状を呈している．
> また，虫体周囲には蜂窩織炎が生じ，マクロファージ，好中球，好酸球の浸潤がみられる．虫体の死亡に伴い，このような異物反応は増強する．特に好酸球の浸潤が著しい．

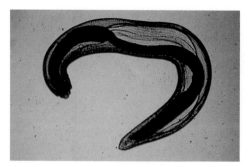

写真2-29　有棘顎口虫第3期後期幼虫

Ⓧ 顎口虫類

　顎口虫は，本来はイヌ，ネコ，イノシシ，ブタなどの胃に寄生している寄生虫で，ヒトに移動性腫瘤を起こす有棘顎口虫と，線状皮膚炎を起こす剛棘顎口虫，ドロレス顎口虫，日本顎口虫がある．日本ではドジョウの生食による剛棘顎口虫症と，海外で感染した有棘顎口虫症が比較的多くみられる．

1　有棘顎口虫 (*Gnathostoma spinigerum* Owen, 1836)

　イヌ，ネコなどの寄生虫で，ヒトに感染型幼虫が感染すると，皮膚，内臓の幼虫移行症を起こす．

　流行地域

アジアに広く分布．特にタイ，ミャンマー，中国に多い．日本では以前は九州地方で多くみられたが，最近では海外からの輸入症例が多い．

　形　態

①**成虫**：大きさは雌15〜33 mm，雄12〜31 mm．太い円筒状で前部に半球状の頭球がある．頭球には8〜11列に棘（頭球鉤）が環状に生えている．

②**被囊幼虫**：第3期後期幼虫（**写真2-29**）として第2中間宿主や待機宿主の筋肉中に見出され，大きさ3〜4 mmで，多くは径1 mmくらいの囊の中にいる．これが感染型である．頭球には4列に棘（頭球鉤）がみられる．

③**虫卵**：69 μm×38 μmで，一端が隆起している．

　生活史・感染経路

中間宿主が2つ必要である．終宿主（イヌ，ネコ）の胃壁に腫瘤を形成し，頭部を粘膜に突っ込んで寄生している．糞便とともに排出された虫卵は，水中で発育し，孵化する．この幼虫は活発に運動して第1中間宿主の**ケンミジンコ**類に食べられ，その体内で第3期前期幼虫になる．

第2中間宿主の**ライギョ，ドジョウ，カエル**などが感染ケンミジンコを食べると，それらの筋肉中で被囊して第3期後期幼虫となる．被囊幼虫が寄生している中間宿主をヘビ，鳥類などの待機宿主が食べると，幼虫は第3期後期幼虫のまま移行して筋肉内で被囊する．

その他の顎口虫①
日本顎口虫（*G. nipponicum* Yamaguti, 1941）
成虫は**イタチの食道**に腫瘤をつくって寄生している．第1中間宿主は**ケンミジンコ**，第2中間宿主は**ヤマカガシ，ドジョウ**などであるが，ブラックバスの生食での感染も報告されている．主症状は**皮膚爬行症**である．

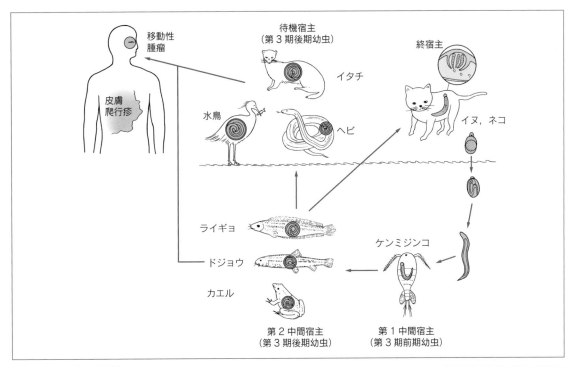

図2-7　顎口虫の生活史

ヒトは第3期後期幼虫が寄生しているライギョの刺身，ドジョウ，カエルの生食などで感染する．経口摂取された幼虫は消化管壁を貫通し，3〜4週後に肝臓から皮膚，皮下に移行する（**図2-7**）．

症状

ヒトは固有宿主ではないので，ヒト体内に入り脱嚢した幼虫は成虫に発育できず，第3期後期幼虫のまま長期間寄生して幼虫移行症を起こす．

診断・検査

特有な遊走性限局性皮膚腫脹があり，好酸球増多があるときには本症を疑う．腫脹より虫体が得られれば確定できるが，虫体が得られることは少ない．種々の**免疫（血清）診断法**が有用である．食歴，海外渡航歴が参考になる．

治療

アルベンダゾール400mg/日，3週間の服用で効果がある．皮膚のごく浅いところに虫体が現れたときには外科的に摘出できる．

2　剛棘顎口虫（*Gnathostoma hispidum* Fedtschenko, 1872）

ブタの胃壁に寄生する寄生虫である．日本には分布せず，中国，韓国など東アジアから輸入されたドジョウの生食によって感染する．

流行地域

東南アジア，ヨーロッパなどに分布する．

遊走性限局性皮膚腫脹

ヒト体内に入った幼虫は体内を動きまわり，皮膚の少し深いところを移行して遊走性限局性皮膚腫脹を起こす．腫脹部には好酸球の浸潤がみられる．この腫脹は発赤とかゆみを伴い2〜3日後には移動する．好発部位は腹部や顔面である．まれに眼や脳に迷入することがある．

**その他の顎口虫②
ドロレス顎口虫**（*G. doloresi* Tubangui, 1925）

東南アジア，インドに分布し，**イノシシ**，**ブタ**が終宿主である．日本ではイノシシに多く感染している．成虫はイノシシの胃壁に頭部を穿入して寄生している．第1中間宿主は**ケンミジンコ**，第2中間宿主は**サンショウウオ，マムシ，渓流魚**である．
ヒトに感染すると，特に上半身に線状の**皮膚爬行疹**を示す．診断は，免疫（血清）診断法が有効である．食歴についての問診が重要である．

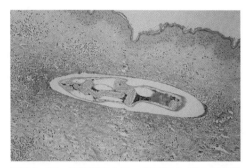

写真2-30　剛棘顎口虫症—組織標本（第3期後期幼虫）
虫体周囲には好酸球の浸潤がみられる．また，虫体（第3期後期幼虫）の腸管上皮細胞の形態と核数から種の鑑別ができる．

[形　態]
①成虫：有棘顎口虫に類似しているが，皮棘は体部全体に密生する．体長は，雌約23mm，雄約17mm程である．
②被囊幼虫：ドジョウの内臓に寄生している幼虫は2〜3mmと小さい．頭球の形態，体表の皮棘，腸管の細胞数により他の顎口虫との鑑別が可能である．

[生活史・感染経路]
終宿主は**ブタ**，第1中間宿主は**ケンミジンコ**である．第2中間宿主（**ドジョウ**など）の体内で第3期前期幼虫となり，これが待機宿主のうち温血動物に入ると第3期後期幼虫となる．ヒトは感染ドジョウを生食して感染する．

[診断・検査]
線状の皮膚爬行症を示す．好酸球の増多，IgE上昇がみられる．診断には免疫（血清）診断法が用いられている．虫体を外科的に摘出すれば確診できるが，移動速度が速いのでむずかしい．摘出虫体の病理組織標本では，第3期後期幼虫の腸管の上皮細胞の形態によって種の鑑別が可能である（**写真2-30**）．

> **皮膚爬行症（creeping eruption）**
> 第3期後期幼虫が皮下を移動した跡が線状にみられ，腹部に初発し，その後胸部や腰背部に移動する．

[治　療]
有効な治療薬はない．メベンダゾール，アルベンダゾールなどが試みられているが，効果はよくわかっていない．

ⅩⅠ　**広東住血線虫**〔*Angiostrongylus cantonensis* (Chen, 1935) Dougherty, 1946〕

アフリカマイマイなどの生食によって感染し，好酸球性脳脊髄膜炎を起こす．

[流行地域]
東南アジア，南太平洋諸島，マダガスカルに分布する．日本では，沖縄，鹿児島，小笠原，京浜地区，静岡，北海道などのネズミやナメクジに感染がみられる．ヒト寄生例は，特に台湾，タイ，タヒチ，ニューカレドニアで，日

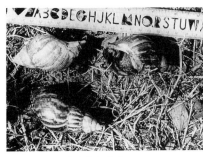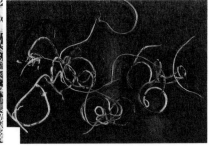

写真2-31　広東住血線虫
左：広東住血線虫の中間宿主アフリカマイマイ，右：成虫.

本では沖縄に多い.

形態

①成虫（**写真2-31右**）：大きさは雌約30mm×0.5mm，雄約20mm×0.3mm の細長い線虫. 腸管は血液が充満しており，雌成虫では，それを白色の子宮が取り囲んでいるため，黒くらせん状にみえる. 雄成虫は尾端に交接嚢を有している.

生活史・感染経路

ネズミ類の寄生虫で，成虫はネズミの**肺動脈血管内**に寄生している. 肺動脈で産出された虫卵は肺の毛細血管で孵化し，肺胞内に出る. この第1期幼虫は気管支をさかのぼり，咽頭，消化管を経てネズミの糞便とともに外界に排出される. この幼虫は大きさ0.25mmで，外界でかなりの期間中間宿主への侵入を待つことができる.

中間宿主は，主として陸生の巻き貝類の**アフリカマイマイ**と**ナメクジ類**が重要である. 中間宿主に侵入した幼虫は2回脱皮し，筋肉中で発育して約2週間で感染型幼虫（第3期幼虫）になる. 感染型幼虫は脱皮鞘を脱ぎ捨てないので，二重の被鞘におおわれている. 終宿主のネズミがこの中間宿主を食べると幼虫は消化管壁に侵入し，門脈を経由して肝，肺，心へと移行し，さらに大循環に入って脳に移行発育して，くも膜下静脈叢に現れ，その後，肺動脈中に達して成虫となる. ところが，非固有宿主であるヒトは，感染型幼虫をもった中間宿主や待機宿主（カエル，淡水産エビ，陸産カニなど）を生で食べて感染すると，通常，幼虫はくも膜下までの発育で止まり，幼若成虫の段階で脳実質，くも膜下腔，脊髄などに寄生し重篤な症状を起こす.

症状

くも膜下腔に寄生し，脳に機械的損傷を与え，**好酸球性脳脊髄膜炎**（eosinophilic meningoencephalitis）症状を示す. 約2週間の潜伏期ののち，急に激しい頭痛が起こる. 頸部強直などの髄膜刺激症状が強く，脳脊髄液，血液中に好酸球の増多がみられる. 通常は数週間で回復するが，視神経萎縮などの後遺症を残すこともある.

診断・検査

脳脊髄液を遠心沈殿し，沈渣中に幼虫・幼若成虫が検出されれば確実であ

る．検出されない場合でも，脳脊髄液中の好酸球増加が著しい場合は可能性が高い．ELISA法などの免疫（血清）診断法が有効である．日本脳炎や中枢神経系に侵入する寄生虫症（イヌ回虫症，脳有鉤嚢虫症など）との鑑別が必要となる．また，食歴・流行地への旅行の有無も参考になる．

治 療

髄液を抜いて頭蓋内圧を下げ，アルベンダゾールやメベンダゾールと副腎皮質ステロイド薬の併用療法が用いられている．

Ⅻ 旋尾線虫 （suborder *Spiruria* 幼虫）

本州中部以北で，顎口虫や鉤虫以外の線虫の幼虫による皮膚爬行症がかなり報告されるようになった．病理組織標本中の虫体断面より，旋尾線虫の**Type X幼虫**と考えられている．

生活史・感染経路

ホタルイカの生食後に発症した例が多いこと，春から夏にかけて症例が多いことより，中間宿主はホタルイカであると考えられている．

症 状

3タイプの症状がみられる．①**皮膚爬行疹**：炎症像が強く，水疱を形成することが多い．腹部に多くみられる．②アニサキス様の**イレウス発作**．③眼寄生．

診断・検査

食歴が参考になる．皮膚の生検によって幼虫を摘出できれば確定できる．しかし，イレウスの患者では免疫（血清）診断法が唯一の診断法となる．

治 療

摘出以外に方法はない．

予 防

①ホタルイカの内臓ごとの生食を避ける，②加熱調理する，③−30℃，24時間，冷凍する．

> **イレウス発作（急性腹症）**
> 急激に起こる激しい腹痛を主症状とする疾患の総称．腸管由来の疾病を指す．

ⅩⅢ メジナ虫 〔*Dracunculus medinensis* (Linnaeus, 1758) Gallandat, 1773〕

インド西部から中近東，アフリカの砂漠地帯に分布している．日本人の輸入感染例も報告されている．成虫は雌70〜120cm，雄3〜4cmと大きさに差がある．

受精した雌は，ヒトの足などの水に浸る部分の皮下組織に移動する．皮膚はかゆくなり潰瘍を生じ，水に浸ったとき雌の子宮が破れ，いっせいに幼虫（ラブジチス型）が水中に放出される．次いで，この幼虫は**ケンミジンコ**に摂取されて発育する．ヒトは，このケンミジンコのいる水を飲んで経口的に感染する．オアシスの水は飲料，洗濯，水浴などに使われているため感染が起きやすい．

第3章 扁形動物

A｜吸虫類（Trematoda）総論

　人体寄生のものは，二世類（Digenea）に属するものである．以前は，2つの口をもつという意味でジストマといわれていた．

Ⅰ 形態

　体は扁平で，木の葉状である．宿主への固着器として**口吸盤，腹吸盤**をもっている（**図3-1**）．

①**体表**：外被（tegument），基底層（basal lamina），筋層（輪状，縦走），体肉からなっている．栄養は体表からも摂取している．

②**消化器**：口腔，咽頭，食道を経て2本の腸管からなる．腸管は体後端近くまで達して盲管に終わる．肛門はない．そのため，不要なものは口から吐出している．肝蛭のように腸管が樹枝状に分岐するもの，住血吸虫のように2本の腸管が途中で1本に融合するものもある．

③**生殖器**：住血吸虫類を除いて，雌雄同体である．

　・**雄性生殖器**：精巣（testis）は2個あり，それぞれ小輪精管，輸精管，貯精

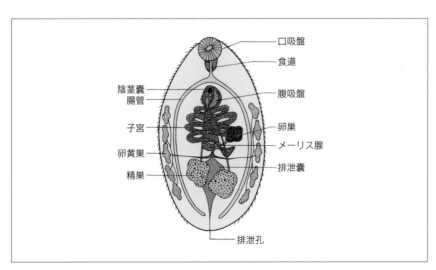

図3-1　吸虫類成虫の形態（模式図）

囊に連なり，陰茎(cirrus)，生殖腔となって生殖孔(genital pore)として腹面で外に開いている．

・**雌性生殖器**：卵巣は通常球形で1個あり，卵細胞はここから輸卵管，卵形成腔に運ばれる．輸卵管には受精嚢，ラウレル管，卵黄巣が開口している．卵形成腔は球状に膨らんだ腔で，この周囲には卵殻形成を行うメーリス腺(Mehlis' gland)がある．子宮は卵形成腔にはじまり，体中央部の諸器官の間を通り，雄の生殖器と共同の生殖腔に連なり，生殖孔より虫卵が産下される．受精は，通常は2虫体が相接して行われるが，同一個体内での受精も可能である．

④**排泄系**：1対の複雑な細管よりなる．体肉内にある**炎細胞**(flame cell)は，長い絨毛を火炎状に動かしながら体内を循環する老廃物を吸収する．老廃物は集合管に集められ，排泄囊に運ばれて，体後端の排泄孔(excretory pore)から排泄される．

⑤**虫卵**：産下された虫卵は，卵細胞と卵黄細胞からなるものと，すでに中に**ミラシジウム**が形成されているものがある．後者には，住血吸虫，肺吸虫，肝蛭のように，水中で孵化したミラシジウムが体表の絨毛で活発に遊泳して第1中間宿主に寄生するものと，横川吸虫や肝吸虫のように第1中間宿主内でミラシジウムが孵化し，スポロシストへと発育するものがある．中間宿主に侵入できなかったものは，24時間以内に死滅する．スポロシストの外表は薄いクチクラからなり，中に多数の杯細胞をもっている．レジアは分化が進み，口吸盤，咽頭，腸管を備えている．セルカリアは通常，体部と尾部からなり，体部には成虫の特徴を備えている．

> **クチクラ**
> (ラテン語：cuticula)
> 角質層のことで，ヒトの皮膚をはじめ，種々の生物の体表を保護する外表膜を形成している．

Ⅱ 生活史

二世吸虫の生活史は複雑で，中間宿主を1～2つ必要とする．固有宿主体内では有性生殖を，中間宿主体内では幼生生殖を行う．第1中間宿主は貝類などの軟体動物，第2中間宿主は魚類，節足動物である．吸虫類はすべて卵生で，宿主の排泄物とともに産下された卵は外界で発育し，成熟卵(ミラシジウム形成卵)となる．これが第1中間宿主(主として淡水産巻き貝)に入り，**スポロシスト**(sporocyst)となる．その後さらに発育してスポロシスト体内に多数の**レジア**(redia)または**娘スポロシスト**を生ずる．レジアの場合は，その中にいくつかの**娘レジア**を生じて母レジアから脱出して発育する．最終的に娘スポロシストまたは娘レジアから多数の**セルカリア**(cercaria)が生じる．住血吸虫では，セルカリアが直接，終宿主に経皮感染して成虫となるが，他の吸虫では，セルカリアは第1中間宿主から水中に出て第2中間宿主に入り，**メタセルカリア**(metacercaria)となり，終宿主である脊椎動物に食べられると感染して成虫となる．

人体寄生吸虫類には多種類あり，寄生部位別に分ければ，次のようになる．

①成虫が腸管内に寄生するもの：横川吸虫，有害異形吸虫，肥大吸虫.

②成虫が肝臓に寄生するもの：肝吸虫，タイ肝吸虫，肝蛭，巨大肝蛭.

③成虫が肺，胸腔に寄生するもの：Westerman（ウエステルマン）肺吸虫，宮崎肺吸虫.

④成虫が血管系に寄生するもの：日本住血吸虫，Manson（マンソン）住血吸虫，Bilharz（ビルハルツ）住血吸虫.

⑤幼虫が異所寄生するもの：Westerman肺吸虫，宮崎肺吸虫.

⑥幼虫が臓器・組織内に寄生するもの：ムクドリ肺吸虫.

B | 吸虫類各論

Ⅰ 横川吸虫 〔*Metagonimus yokogawai* (Katsurada, 1912) Katsurada, 1912〕

きわめて小さな洋梨形をしており，ヒトの小腸に寄生する．アユ，シラウオなどの生食により感染するので，日本ではよくみられる寄生虫である．

流行地域

アジア各地にみられる．日本では，西日本，南日本に特に多い．

形　態

①成虫（写真3-1左，-2）：体長1.5mm×0.5mmで，ゴマ粒大のきわめて小さい吸虫である．腹吸盤は生殖器と一緒になって**生殖腹吸盤**を形成している．

②虫卵（写真3-1右）：28〜32μm×15〜18μmで，淡黄褐色．肝吸虫卵と似ているが，小蓋の接合部は同一線上にある点で区別できる．中にはミラシジウムがみられる．

 その他の吸虫類①
有害異形吸虫〔*Het-erophyes hetero-phyes nocens* (Onji et Nishio, 1915)〕

瀬戸内海や八代海などの海に面した地域で感染者が多い．
第1中間宿主は**ヘナタリ**，第2中間宿主は**ボラ**，**メナダ**，**ハゼ**など汽水域に生息している魚類である．横川吸虫と同様に小腸に寄生する．虫卵，病害も同様なので，両種の区別は成虫によるのが確実である．成虫は1mm×0.5mmと小さく，腹吸盤に接して生殖吸盤をもっているのが特徴である．

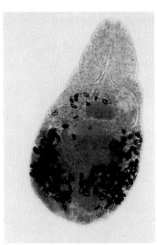 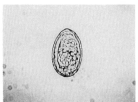

写真3-1　横川吸虫
左：成虫，右：虫卵．

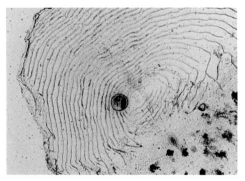

写真3-2　横川吸虫
アユのうろこについているメタセルカリア．

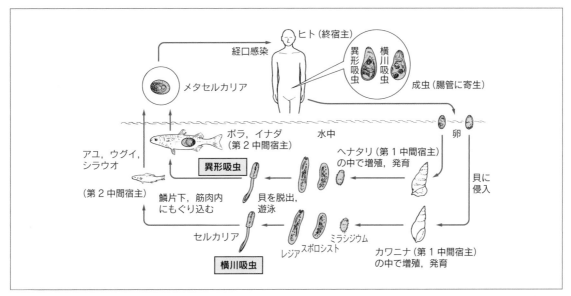

図3-2　横川吸虫，有害異形吸虫の生活史

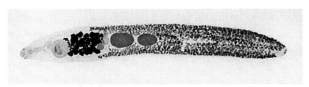

写真3-3　浅田 棘 口吸虫
（きょくこう）

その他の吸虫類②
浅田棘口吸虫（Echinostoma hortens（Asada, 1926））

棘口吸虫は鳥類で350種，哺乳類で66種，爬虫類で16種などたくさんの種類が報告されている．そのなかで日本でヒトへの感染頻度が高いのが，浅田棘口吸虫である．本虫はネズミやイヌなどの小腸に寄生しているが，ヒトにも感染する．成虫はヘラ形で体長約8mm，頭部に多数の棘（頭冠棘）をもっている（写真3-3）．
第1中間宿主はモノアラガイやヒメモノアラガイ，第2中間宿主はドジョウ，カエルなどである．ヒトは第2中間宿主の生食によって感染する．腸管に寄生し，心窩部疝痛，悪心，下痢，高度好酸球増多などの症状を示す．
糞便中の虫卵を確認して診断する．虫卵は120～140μm×70～90μmで，肝蛭卵に似ている．

生活史・感染経路

外界に排出された虫卵は，水中に入り，第1中間宿主の**カワニナ**に摂取されると孵化し，ミラシジウム，スポロシスト，レジア，セルカリアと発育する．セルカリアは貝から水中に遊出し，第2中間宿主の**アユ，シラウオ，ウグイ**などの鱗片下，皮下，筋肉内に侵入してメタセルカリアとなる（図3-2）．

ヒトへの感染はメタセルカリアをもったアユなどの魚の生食による．体内移行せず，直接小腸粘膜に寄生し，感染後約1週間で成虫となる．成虫の寿命は約1年である．

終宿主はヒト，イヌ，ネコ，ネズミなどである．

症 状

少数寄生では症状はほとんどない．多数寄生で，腸カタル症状を起こす．小児では症状が強く，粘血便などをみることもある．

診断・検査

糞便検査によって虫卵を検出する．産卵数が少ないので集卵法（AMSⅢ法，第6章 p.114 参照）が必要となる．肝吸虫卵，異形吸虫卵との鑑別が必要で

ある.

治 療

プラジカンテルが有効である.

Ⅱ 肝吸虫類

1 肝吸虫〔*Clonorchis sinensis*（Cobbold, 1875）Looss, 1907〕

肝臓の胆管内に寄生する柳葉状の吸虫で，モツゴ，コイ，フナなどの生食によって感染する.

流行地域

アジア地域に広く分布している．特に中国，日本，ベトナム，韓国に多い．日本では岡山県南部，琵琶湖沿岸，八郎潟，利根川流域などが流行地として知られている.

形 態

①成虫（写真3-4）：体長約1〜2cm×0.2〜0.4cm，柳の葉状で薄い（生鮮時には内部構造が透視できる）．2個の精巣は樹枝状に分岐し，体後部に前後に並んでいる.

②虫卵（写真3-5）：27〜35μm×12〜20μm．淡黄色，ナスビ形で一端には陣笠状の小蓋があり，卵殻との接合部は少し外側に出ている．無蓋端には小突起がある．強拡大すると，卵殻表面の**亀甲状（メロン網目状）の模様**がみえる．中にはミラシジウムがみられる.

生活史・感染経路

終宿主はヒト，イヌ，イタチ，ネコ，ネズミなどである．成虫はヒトやイヌなどの肝臓の胆管内に吸着して寄生している．ここで産下された虫卵は胆汁に混じって腸管に送られ，糞便とともに外界に出る．水中に入った虫卵は第1中間宿主の**マメタニシ**に食べられ，その体内で孵化，発育し，ミラシジウム，スポロシスト，レジアを経て多数のセルカリアとなる．セルカリアは水中に遊出し，第2中間宿主の**モツゴ，モロコ，コイ，フナ，タナゴ**に侵入し，鱗片下や筋肉中で被嚢して**メタセルカリア**（140〜150μm×90〜100μm）になる（**図3-3**）.

魚肉とともにヒトに摂取されたメタセルカリアは十二指腸で脱嚢し，幼虫は胆汁の流れをさかのぼって，総胆管の開口部から肝臓内の胆管枝に侵入する．ここで胆汁や分泌物を食べて発育し，感染後，約1カ月で成虫となる．成虫の寿命は10年以上と非常に長い.

症 状

少数寄生の場合は無症状のことが多い．多数寄生の場合は胆管を閉塞するため，胆汁がうっ滞し，胆管炎，肝機能障害を起こす．さらに，腹水，浮腫，黄疸，貧血，肝硬変を起こすこともある.

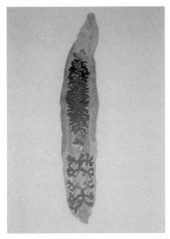

写真3-4　肝吸虫成虫（圧平標本）

写真3-5　肝吸虫の虫卵

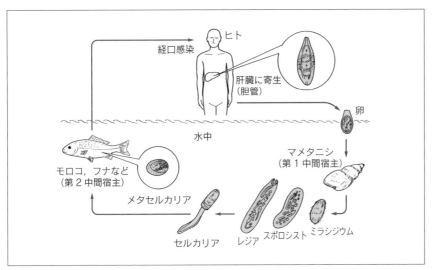

図3-3　肝吸虫の生活史

診断・検査

糞便，胆汁中に虫卵を検出する．**AMS III 法**（第6章参照）やホルマリン・エーテル法の遠心沈殿法を行う．産卵数が少なく，かつ小型であるため見落とすことがあるので注意を要する．横川吸虫卵，異形吸虫卵などとの鑑別も重要である．

治療

プラジカンテルが有効である．

2　タイ肝吸虫〔*Opisthorchis viverrini* (Poirier, 1886) Stiles et Hassall, 1896〕

タイ，カンボジア，ラオスなどに分布．特にタイ北部では濃厚感染者がみら

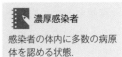

濃厚感染者
感染者の体内に多数の病原体を認める状態．

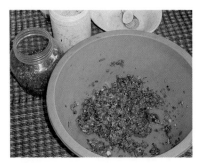

写真3-6　Koi pla

れる．タイでは，生の淡水魚をたたき，ニンニクやレモン汁と混ぜて食べるKoi pla（**写真3-6**）という料理が好まれ，感染者が特に多い．成虫は肝吸虫に似ている．精巣の形態が肝吸虫とかなり異なっており，梅の花状に4つに分葉しているのが特徴である．肝吸虫と同じく胆管内に寄生し，黄疸，肝腫大をきたす．
　タイ北部に多発する肝内胆管がんと本虫感染との関連が強く推測されている．

Ⅲ 肝蛭〔*Fasciola hepatica*（Linnaeus, 1758）〕，巨大肝蛭〔*Fasciola gigantica*（Cobbold, 1856）〕

ヒトとウシ，ヒツジ，ヤギなどの草食獣の肝臓・胆管内に寄生する大型の吸虫である．家畜に大きな被害を与え，畜産上，重要である．ヒトはメタセルカリアの付着したセリなどや幼虫のいるウシ肝臓などを食べて感染する．

流行地域

世界に広く分布している．肝蛭（かんてつ）は特にヨーロッパ，オーストラリアなどに分布し，アジア，ハワイ，アフリカでは巨大肝蛭が多い．日本に分布する種は，形態的には巨大肝蛭に，生態的には肝蛭に類似している．

形態

①成虫（**写真3-7**）：肝蛭2〜3cm×0.8〜1.3cm，巨大肝蛭3.5〜5cm×0.7〜1cmで木の葉状をしている．前端は少し肉厚で突き出ている．この部に口吸盤，接近して腹吸盤がある．体両側の腸管は樹枝状に分岐し，精巣，卵巣もともによく発達し分枝している．

②虫卵（**写真3-8**）：肝蛭130〜150μm×63〜90μm，巨大肝蛭160〜190μm×70〜90μmで，人体寄生の寄生虫卵では最大である．淡黄褐色，長楕円形で小蓋をもつ．内容は1個の**卵細胞**と多数の**卵黄細胞**からなる．

生活史・感染経路

糞便とともに排出された虫卵は，水中で約2週間で孵化しミラシジウムとなり，中間宿主の**ヒメモノアラガイ**に侵入して，スポロシスト，レジア，娘レジア，セルカリアと発育する．その後，セルカリアは貝から遊出して水草な

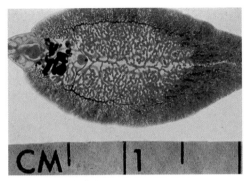

写真3-7　肝蛭成虫

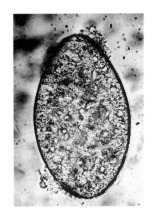

写真3-8　肝蛭虫卵

どに付着し，被嚢してメタセルカリアとなる．メタセルカリアは6〜7カ月生存する．

ヒトはセリ，タガラシ，稲わら，みょうがなどに付着した**メタセルカリア**を経口的にとることで感染する．また，ウシの肝臓を生で食べ，幼虫を摂取して感染した例もみられる．

メタセルカリアは十二指腸で脱嚢し，幼虫は腸壁を穿通して腹腔に移行する．さらに幼虫は，肝表面から肝実質に侵入し，宿主胆管内で成虫となる．感染後，約3カ月で産卵を始め，虫卵は胆管から十二指腸に排出される．

症状

主症状は，心窩部痛，右季肋部疝痛，発熱で，好酸球増多が著しい．胆管炎，胆管閉塞，黄疸，肝膿瘍を併発することもある．

診断・検査

発熱，上腹部痛，肝膿瘍が認められたときは，免疫（血清）診断法が有効である．成虫寄生例では，糞便，胆汁，十二指腸液中から虫卵を検出する．1回の検査で虫卵が検出されることは少ないので，繰り返し検査する必要がある．AMS Ⅲ法が集卵効率がよい（第6章参照）．また，腹腔鏡観察では肝表面に白斑状に模様がみられ，診断の助けとなる．食歴も参考となる．

治療

駆虫薬はプラジカンテルであるが，駆虫効果は低い．トリクラベンダゾールが有効であるが，国内未発売であるので，「熱帯病治療薬研究班」に相談する．

Ⅳ 肺吸虫類

1 Westerman（ウエステルマン）肺吸虫〔*Paragonimus westermanii*（Kerbert, 1878）Braun, 1899〕

ヒトは**第2中間宿主のカニ**または**待機宿主のイノシシ**などの肉を食べて感染する．染色体の研究によりWesterman肺吸虫には2倍体（両性生殖型）と3倍

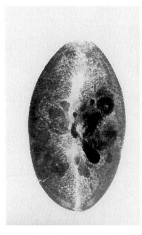
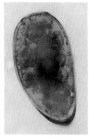

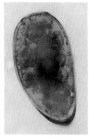

写真3-10　Westerman肺吸虫虫囊の肺組織標本
虫囊の中には，虫体のほか，虫卵，赤血球の変性物，シャルコー・ライデン結晶（矢印）が認められる．

写真3-9　Westerman肺吸虫
左：成虫，右：虫卵．

体（単為生殖型）があることが明らかになった．第2中間宿主は，主として3倍体がモクズガニ，2倍体はサワガニである．現在，国内感染例はほとんど2倍体によるが，中国では3倍体虫体による感染が多い．

流行地域

アジアに広く分布している．特に中国，日本，韓国，台湾，ベトナム，タイ，フィリピン，インドなどに感染者が多い（3倍体は，日本，中国，韓国，台湾にのみ分布）．

形　態

①成虫（写真3-9左）：約1cm（12mm×7mm，厚さ5mm）で，大型のコーヒー豆様である．生鮮時は淡紅色をしている．体表には単生皮棘がある．精巣は5〜6葉に分葉しており，体後部に左右に並んでいる．卵巣はこん棒状に6葉に分枝し，中央部側方にあり，この分枝の状態で他の肺吸虫との区別が可能である．子宮は卵巣と反対側に位置し，毛糸玉状である．

②虫卵（写真3-9右）：回虫卵より少し大きく，80〜90μm×46〜52μmの卵形，黄金色をしているが，左右非対称で形の変異に富む．小蓋は幅広く平たい．卵殻は厚く，小蓋の反対側が厚く肥厚している．内容は，卵細胞と卵黄細胞の複合卵である．最大幅は小蓋端側にある．

生活史・感染経路

成虫は肺実質組織内に**虫囊**をつくり寄生している（**写真3-10**）．虫囊内で産出された虫卵は虫囊の小孔から出されて，喀痰や糞便とともに外界に出る．水中に落とされた虫卵は，発育してミラシジウムになり，水中を活発に遊泳して第1中間宿主の**カワニナ**に経皮感染する．その体内で，スポロシスト，レジア，娘レジアを経て多数のセルカリアとなる．肺吸虫のセルカリアは尾が非常に短いので，水底を這うようにして運動する．セルカリアは第2中間宿主の**モクズガニ**や**サワガニ**の体内に入り，筋肉やえらの血管内で被囊して

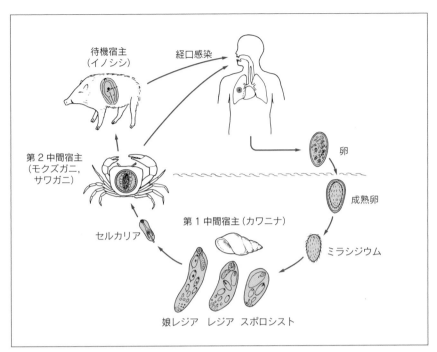

図3-4　Westerman肺吸虫の生活史

メタセルカリアとなる．3倍体はヒトが主な終宿主で，モクズガニが中間宿主であるが，2倍体はタヌキ，キツネ，イヌ，ヒト（まれ）が終宿主，サワガニが中間宿主となる．

ヒトへの感染は，カニの生食によって，またはカニを調理した包丁，まな板，手指に付着した**メタセルカリア**を経口摂取して感染する．最近では，待機宿主であるイノシシ肉の生食によって筋肉内の幼若虫を経口摂取して感染することが多い．

メタセルカリアを経口摂取すると小腸で脱嚢し，幼虫は腹腔内に出，腹壁筋肉内で約10日間滞在して発育する．再び腹腔内に出た幼虫は横隔膜を貫通して胸腔に入り，肋膜を穿通して肺に入り寄生する．このとき肺組織を破壊するが，宿主側から結合織の嚢がつくられて包み込まれる（虫嚢）．その際，3倍体虫体は1個体でも虫嚢を形成しうる．メタセルカリア摂取60～80日で産卵を始める．成虫の寿命は約10年である（**図3-4**）．

症　状

Westerman肺吸虫3倍体の寄生部位は肺であるが，脳，皮下，胸膜腔などへの**異所寄生**もみられる．感染初期には腹痛，胸痛を訴える．成虫が肺に寄生すると，肺実質を破壊して炎症が起き，さらに**虫嚢結節**を形成する．この虫嚢の内容物が小孔から漏れて，特有の咳，**血痰**が出る．時に微熱，易疲労性もみられ肺結核と間違われる．

最も重篤なのは**脳寄生**の場合であるが，脳内の寄生部位によって症状はさま

ざまである（脳肺吸虫症）. 皮下に寄生したときは移動性の腫瘤が認められる. 2倍体虫体が1個体寄生の場合は，虫嚢をつくらず，胸膜腔に寄生して胸水貯留，気胸，好酸球増多がみられ，宮崎肺吸虫症と間違えられる.

診断・検査

喀痰や糞便より虫卵を検出する. 喀痰中の虫卵検出は，2% NaOHで喀痰を溶解後に行う. 現在はELISA法，オクタロニー法が一般に用いられている. これらの免疫（血清）診断法は，異所寄生例では特に有効である. 胸部X線検査や，居住地・食歴の問診は重要である.

治療

プラジカンテルが有効である.

2 宮崎肺吸虫 (*Paragonimus miyazakii* Kamo, Nishida, Hatsushika et Tomimura, 1961)

本来イタチ，イノシシ，イヌなど動物の寄生虫で，肺に寄生する.

流行地域

北海道以外の地域に広く分布している. ヒトの症例は関東と関西からの報告が多い.

形態

Westerman肺吸虫に類似する. 本種は卵巣の分枝が複雑であることで鑑別できる. 虫卵はWesterman肺吸虫卵より小さく，卵殻は薄く，無蓋端は肥厚していない.

生活史・感染経路

第1中間宿主は**ホラアナミジンニナ**，**カワネミジンツボ**，第2中間宿主は**サワガニ**である. メタセルカリアはカニの心臓および肝臓付近に寄生している. ヒトはこの**サワガニの生食**で感染する.

症状

本来動物の寄生虫であるため，幼虫移行症を起こす. 肺では虫嚢を形成することはなく，肺実質と胸腔を移動するため，機械的刺激で炎症を起こし，**胸水貯留，気胸**，胸痛，呼吸困難を起こすことが多い. しかし，まれに肺内寄生，脳寄生例も報告されている. **好酸球増多**が特に著しいのが特徴である.

診断

喀痰や糞便からの虫卵検出はほとんど不可能であるので，診断には血清や胸水による免疫（血清）診断法を用いる. ELISA法，オクタロニー法でWesterman肺吸虫との鑑別診断が可能である. サワガニ生食の有無が参考になる.

治療

治療薬としてはプラジカンテルが有効である.

Ⓥ 住血吸虫類

静脈血管内に寄生する吸虫である．世界各地の途上国で感染が続いており，77カ国，約2億人が感染している．

1 日本住血吸虫〔*Schistosoma japonicum* (Katsurada, 1904) Stiles, 1905〕

日本で初めて発見されたので日本住血吸虫の名がある．門脈系血管内に寄生し，腸，肝，脳に症状を示す．

<u>流行地域</u>

アジアに分布．中国，フィリピンでは特に流行が著しい．日本での流行は，山梨県甲府盆地，九州の筑後川下流域，広島県片山地方などに限局して存在していたが，現在は新しい感染はない．

<u>形 態</u>

①成虫（図3-5，写真3-11）：**雌雄異体**である．一見，線虫のような外観をしている．雄は大きさ12〜20mm×0.5mm．体前部は円筒形，体後部は平たい鞘状をしている．これは雌を抱く**抱雌管**とよばれている．前端には**口吸盤**，その少し後方腹面に**腹吸盤**が突き出ている．消化管は食道に続いて2本の腸管となり，体後部末端で合して1本の盲管に終わる．精巣は腹吸盤の後方にあり，7個の濾胞が縦に並んでいる（種の鑑別ができる）．精巣の前に貯精嚢があり，そこから輸精管が出ており抱雌管の直前に開口している．

雌は25mm×0.3mmの細長い円筒状で，子宮からメーリス腺に囲まれた卵形成腔を経て，中央部に楕円形の卵巣が1つある．後方にはよく発達した卵黄巣が充満している．子宮内には100個くらいの虫卵があり，腹吸盤直下の子宮孔から産卵される．

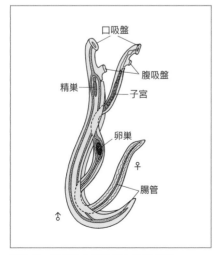

図3-5　日本住血吸虫成虫の模式図

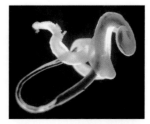

写真3-11　日本住血吸虫成虫（雌雄）

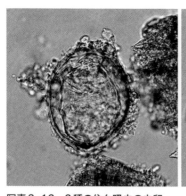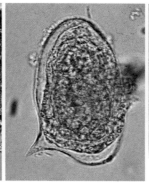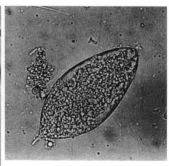

写真3-12　3種の住血吸虫の虫卵
左：日本住血吸虫卵，中央：Manson 住血吸虫卵，右：Bilharz 住血吸虫卵．

②虫卵（写真3-12左）：楕円形で70〜100μm×50〜70μmで，淡黄色．他の吸虫とは異なり小蓋がない．卵殻は薄く側面に小突起があるが，卵殻周囲にはゴミや粘液が付着しやすいので認められないことも多い．卵殻内にはミラシジウムがみられる．

生活史・感染経路

成虫は終宿主の**門脈系の腸間膜静脈内に寄生**している．雌雄抱合したまま血管をさかのぼり，腸管粘膜下の細血管に至り産卵する．産卵された虫卵は血管を塞栓し，また虫卵からの刺激物質によって周囲の組織は壊死する．そのため虫卵は腸管腔内に脱落し，糞便とともに外界に出る．しかし，一部の虫卵は門脈の血流に乗って肝臓，さらに脳に運ばれ，細動脈に塞栓して大きな障害を残す．

外界に出た虫卵は水中で孵化する（**図3-6**）．出てきたミラシジウムは中間宿主の**ミヤイリガイ**に経皮感染し，この貝の中でスポロシスト，娘スポロシスト，**セルカリア**へと発育する．セルカリアは体長200μmで尾が2股に分かれているのが特徴である（**写真3-13**）．**セルカリア**は光を感じて貝から遊出し，ヒト，ネコ，イヌ，ウシ，ネズミなどの終宿主に**経皮感染**する．皮膚を貫いて侵入する際，セルカリアの尾は切れシストソミューラとよばれる幼虫になり，血流によって肺から大循環を経て門脈系血管に移行し雌雄抱合してここで成虫になる．この間約4週間を要する．成虫の寿命は約3年である．

症状

①急性期：セルカリアが経皮侵入するときに皮膚炎が起こる．約1カ月の潜伏期間後，門脈系で産卵が始まる時期で，貧血，肝腫，**発熱**，下痢，**粘血便**，白血球増多，好酸球増多がみられる．

②慢性期：ほとんどの虫卵は産卵場所の組織内に残り，肉芽組織で包まれて**虫卵結節**になる．特に大腸壁には多くの虫卵結節がつくられ（**写真3-14**），障害を起こす．さらに，虫卵の一部は血行性に肝臓，肺，脳に運ばれて，血

　セルカリア性皮膚炎

鳥類の住血吸虫のセルカリアが皮膚から侵入する際に起こる掻痒性の皮膚炎で，日本では，**ムクドリ住血吸虫**（*Gigantobilharzia sturniae*）のセルカリアによる症例が多い．島根県宍道湖畔，広島県，滋賀県など広く分布している．古くから宍道湖では湖岸病といわれていた．その他，*Trichobilharzia physellae*，*T. brevis* による水田皮膚炎が知られている．

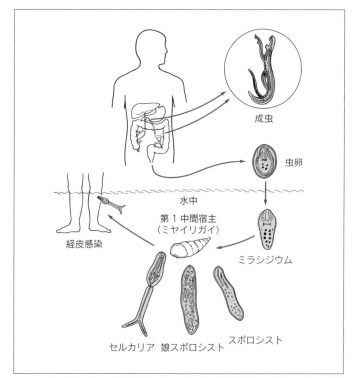

図3-6　日本住血吸虫の生活史

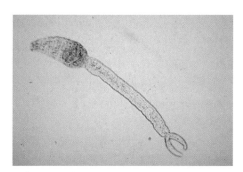

写真3-13　住血吸虫セルカリア

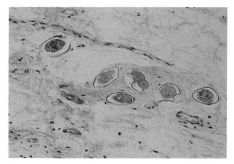

写真3-14　日本住血吸虫症（大腸組織内虫卵結節）

管塞栓を起こしたり，血管破裂により組織に虫卵結節をつくる．最も顕著な
のは肝臓である．慢性期には，貧血，肝・脾腫，てんかんなどの神経症状が
みられる．末期には**肝硬変，食道静脈瘤，腹水貯留**を起こす．

[診断・検査]

糞便検査により虫卵を検出する．集卵法としては**AMS Ⅲ法**，ホルマリン・
エーテル法が適している．産卵は感染後約3年で終わるので，慢性期になる
と虫卵はほとんど検出されない．肝CT，超音波検査も診断の助けとなる．
免疫（血清）学的診断法としてはELISA法や循環抗原検出法などがある．後
者は虫卵検査に匹敵する感度と特異性をもっている．

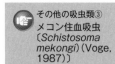

その他の吸虫類③
メコン住血吸虫
〔*Schistosoma mekongi*〕（Voge, 1987）〕

中央アフリカの一部にみられるインターカレータム住血吸虫とともにヒトに感染する5種の住血吸虫のうちの1種である．メコン川流域のラオス南部からカンボジアで感染者がみられ，イヌやブタにも感染する．

治 療

プラジカンテル50mg/kg/日，1〜2日の投与で著効が認められている．流行地では環境改善や殺貝剤の散布も行われている．

2　Manson（マンソン）住血吸虫〔*Schistosoma mansoni*（Sambon, 1907）〕

アフリカ，南アメリカ，西インド諸島に分布している．

成虫は日本住血吸虫より少し小さく，雄6〜10mm，雌7〜16mmであり，体表にはイボ状突起が一面にみられる．虫卵は114〜175μm×45〜68μmで，側壁に大きな尖った棘を有している．卵内容はミラシジウムである．

日本住血吸虫と同様，門脈系に寄生し，細血管内に産下された虫卵は，血管を塞栓して，腸管腔内に脱落し，糞便中に排出される．中間宿主は*Biomphalaria*属の平巻き貝である．一般に病害は日本住血吸虫と同様であるが，産卵数が少ないため，より軽症である．

3　Bilharz（ビルハルツ）住血吸虫〔*Schistosoma haematobium*（Bilharz, 1852）Weinland, 1858〕

アフリカ全土，中近東に分布している．15歳以下の小児に感染が多くみられる．

成虫は，日本住血吸虫より小さく，Manson住血吸虫より大きい．体長は雄10〜15mm，雌16〜20mm．虫卵の後端に円錐状の尖った大きな棘がある．中間宿主は*Bulinus*属の貝である．

成虫は主として**膀胱および骨盤部の静脈**に寄生し，膀胱壁に産卵するので**虫卵は尿中に排出**される．したがって，尿を遠心沈殿して沈渣から特徴的な虫卵が検出されれば確定診断できる．

症状は，排泄時の灼熱感，頻尿，腰部の鈍痛，血尿である．本虫の流行地では膀胱がんの発生が多い．

C｜条虫類（Cestodea）総論

　通常，中間宿主を1〜2個もち，それらの体内で発育するが，吸虫類と異なり中間宿主体内では増殖しない．**擬葉目**と**円葉目**との2種類に分かれ，擬葉目には日本海裂頭条虫，大複殖門条虫，Manson裂頭条虫が含まれ，円葉目には有鉤条虫，無鉤条虫，小形条虫などがある．

I 形態

　一般に**サナダムシ**といわれるように，長い真田紐のような体形をしている．英語ではtapewormという．体長2cm〜数m．成虫は**頭節**（scolex），**頸部**（neck），**未熟片節**（immature proglottid），**成熟片節**（mature proglottid），**受胎片節**（gravid proglottid）からなっている．片節は，単包条虫の3個から，日本海裂頭条虫の数千個までである．この片節の連なりをストロビラ（strobila）という（図3-7）．

　おのおのの片節に雌雄の生殖器がある．頭節には宿主への固着器として，条虫の種類によって**吸溝**（bothrium），**吸盤**（sucker），**額嘴**（rostellum），**小鉤**（hooklet）がある．頸部は頭節に続く細い部分で，虫体の成長に関与しており，ここで新しい片節がつくられる．駆虫の際，この部が残っていると再び大きく成長する．成熟片節は生殖器の成熟した部分をいう．受胎片節とはストロビラの末端部で成熟退化した部分をいう．

①**体壁**：条虫は消化管をもたないので，栄養は体壁を通して吸収される．外被には**微小毛**（microtriches）とよばれる腸絨毛のような微小な無数の突起がある．このように体壁の構造は細胞性であり，脊椎動物の腸管壁に似ている．また，外被からは体外酵素を出して宿主の消化液から防御している．

②**体内部**：体壁内部には網目状の柔組織が詰まっている．この中に筋組織，排

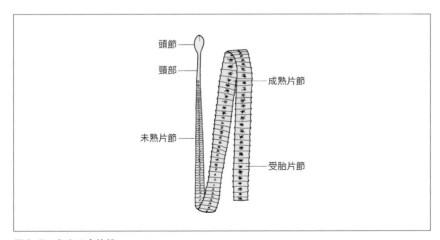

図3-7　条虫の全片節

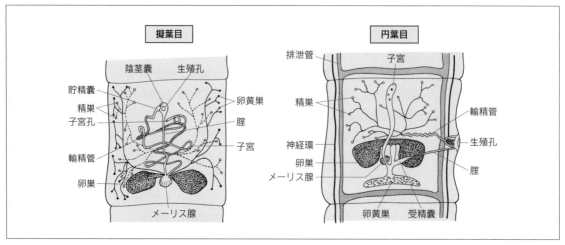

図3-8　条虫の片節

泄器官とともに**石灰小体**(calcareous corpuscle) とよばれる同心円状の光をよく屈折する小体 (3〜30 μm) がある．これは幼虫にも成虫にもみられる．

③排泄系：吸虫類と同様に，柔組織中に**炎細胞**があり，ここから出る排泄毛細管は各片節の左右の集合管に集まり，全片節を貫いて体尾で開口する．

④神経系：頭節に中枢があり，ここから数本の神経幹が出て全片節を貫いて体尾まで伸びている．

⑤生殖器：**雌雄同体**である．成熟片節では各片節にそれぞれ独立した雌雄の生殖器を1組または2組備えている．

　・**雄性生殖器**：各片節の背面近くに存在し，精巣は濾胞状のものが多数分布してそのおのおのから出ている．小輸精管は，体のほぼ中央で集まって，輸精管を経て陰茎となり，生殖腔に連なり生殖孔によって外部に開口している．

　・**雌性生殖器**：腹面近くに存在し，卵巣，卵黄腺，輸卵管，卵黄管，メーリス腺，受精囊，子宮，腟からなる．腟は陰茎とともに生殖孔に開口する．2つの卵巣でつくられた卵細胞は輸卵管により卵形成腔に送られる．この輸卵管には卵黄管と精巣が接続している．卵形成腔はメーリス腺で囲まれている．

　擬葉目条虫では子宮はコイル状で，子宮孔に開口しており，虫卵は宿主消化管に産卵する．しかし，**円葉目条虫の子宮は盲管で子宮孔をもたない**．したがって，虫卵が充満してくると，子宮は側枝を出したり，膨れて容積を広げたりして産下されず子宮内に蓄積される (**図3-8**)．

Ⅱ 生活史

　条虫類はすべて卵生である．虫卵は母体内または外界で発育して内部に幼虫をもつ成熟卵となる．その後の発育には1〜2個の中間宿主が必要である．

(1) 擬葉目条虫（裂頭条虫）

中間宿主を2つ必要とする．虫卵は**卵細胞**と**卵黄細胞**からなり，**小蓋**を有している．水中に入って約2週間で卵殻内に幼虫（**コラシジウム**）が形成され，幼虫は蓋をあけて遊出する．コラシジウムはその後，第1中間宿主のミジンコ類に摂取され，**プロセルコイド**となる．次いで，プロセルコイドをもったミジンコ類は第2中間宿主に摂取され，**プレロセルコイド**となる．これは白色不透明ひも状で，前端は成虫に似た構造をもっている．これは幼虫の最終段階で，第2中間宿主とともに終宿主に摂取される機会を待っている．

(2) 円葉目条虫（無鉤条虫，有鉤条虫，エキノコックス，その他の条虫）

通常1つの中間宿主を必要とする．中間宿主体内の幼虫は嚢虫であり，種によって**嚢尾虫，共尾虫，包虫，擬嚢尾虫**といわれている．虫卵は円形または楕円形で小蓋はなく，内容は**六鉤幼虫**である．虫卵の充満した片節や虫卵が中間宿主に取り入れられると，中から六鉤幼虫が出て，消化管壁からリンパ流によって寄生部位へ移行して嚢虫となり，終宿主に摂取される機会を待っている．

プロセルコイド：前擬充尾虫，procercoid

プレロセルコイド：擬充尾虫，plerocercoid

 六鉤幼虫
円葉目条虫卵中にみられる幼虫で，体の後端に3対の鉤をもつので，この名前がついている（**写真3-32参照**）．

D │ 条虫類各論

Ⅰ 裂頭条虫類

1 日本海裂頭条虫〔*Diphyllobothrium nihonkaiense*（Yamane, Kamo, Bylund et Wikgren, 1986）〕

　日本近海のサケ属魚類（サクラマス，カラフトマスなど）の生食で感染する．長い虫体の割には症状は軽い．

　| 流行地域 |

　日本．

　| 形　態 |

①**成虫（写真3-15，-16）**：虫体は非常に長く，数m，時に10m以上になる．片節は横に広く，片節数は3,000〜5,000個を数える．頭節はこん棒状で長さ2〜3mm，背腹にそれぞれ1本の縦に長い**吸溝**がある．頭節に続いて頸部，さらに未熟片節，成熟片節，受胎片節と続いている．成熟節には雌雄の生殖器が存在し，中央部に花紋状の子宮がある．

②**虫卵（写真3-17）**：60〜70μm×40〜50μmの楕円形，淡褐色で，小蓋がある．内容は1個の卵細胞と多数の卵黄細胞からなっている．

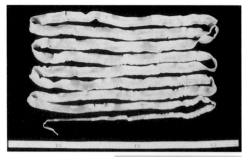

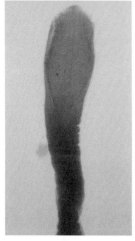

写真3-15　日本海裂
　　　　　頭条虫
上：成虫，下：頭節．

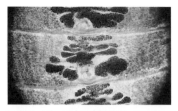

写真3-16　日本海裂頭条虫成熟片節

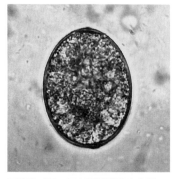

写真3-17　日本海裂頭条虫虫卵

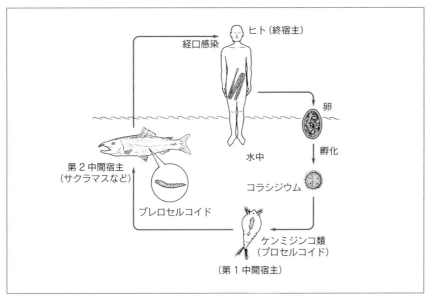

図3-9　日本海裂頭条虫の生活史

生活史・感染経路

糞便とともに排出された虫卵は外界で発育し，成熟卵（コラジジウム内蔵）
となる．この虫卵が水中に落ちると孵化してコラジジウムが遊出する．コラ
ジジウムは第1中間宿主の**ケンミジンコ**に摂取され，その体内で発育して**プ
ロセルコイド**（前擬充尾虫：procercoid）となる．第2中間宿主はサクラマ
ス，カラフトマスなどのサケ属の魚である．この体内で**プレロセルコイド**
（擬充尾虫：plerocercoid）となる．プレロセルコイドは長さ1～3cmの細長
い乳白色をした虫体で，頭節に吸溝をもっている．終宿主である**ヒト**や**クマ**
（実験的には**イヌ**，**ハムスター**）が第2中間宿主の魚類を生で食べて感染す
る．プレロセルコイドは小腸上部で腸壁に頭節を吸着させて寄生し，急速に
発育する．1日に5～20cmも発育し，約1カ月で成虫となる（**図3-9**）．最
近は，輸送機関の発達によって都会での症例が多くみられる．

症状

ほとんどが無症状である．時に腹痛，軟便，下痢，腹部膨満感などの軽度の
消化器症状を示す．通常，長く連なった片節が肛門から排出されて気づく．
このとき不快感，めまい，頭痛などがみられることがある．北欧では，広節
裂頭条虫感染でビタミンB_{12}の吸収阻害による**裂頭条虫性貧血**が起こること
が知られている．日本海裂頭条虫症では，この貧血症状はみられない．

診断・検査

糞便中に虫卵を検出する．産卵数が非常に多いので，**直接塗抹標本**でも簡単
に検出できる．しかし，虫卵だけでは大複殖門条虫や広節裂頭条虫との鑑別
はむずかしい．排出された成熟片節で確認できる．サクラマスなどの生食の

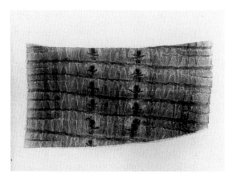

写真3-18　大複殖門条虫成虫
各片節には2組の雌雄生殖器がみられる．また，成
熟節でも分節が起こっている．

有無も診断の助けとなる．

治　療

条虫の駆虫にあたっては，**頭節の排出を確認**する必要がある．

プラジカンテル20〜30mg/kgの頓用2時間後に塩類下剤を飲ませ，一気に
排便させる．

2　広節裂頭条虫〔*Diphyllobothrium latum* (Linnaeus, 1758)〕

流行地域

ヨーロッパ，カナダ，アラスカ，シベリア，チリ．

形態・生活史・感染経路

日本海裂頭条虫とほぼ同様だが，第2中間宿主がカワカマスやスズキなどの
淡水魚類であるところが異なる．もともと日本海裂頭条虫も広節裂頭条虫と
されてきたが，実際には別種であることが明らかになっている．

3　大複殖門条虫〔*Diplogonoporus grandis* (R. Blanchard, 1894) Lühe, 1899〕

本種は**クジラ複殖門条虫**（*D. balaenopterae*）と同一種であろうと考えられ
ている．

流行地域

ヒトの症例は日本，スペイン，韓国，チリにみられ，日本では特に東海地方
以西の西日本からの報告が多い．

形　態

成虫は3〜10m，片節の幅は大きく10〜45mm，厚さ1〜1.5mmである．
頭節はホオズキ状をしている．片節には2組またはそれ以上の雌雄生殖器が
あるので，他の条虫との鑑別は簡単である．片節は頸部でつくられるほか，
成熟節でも分節が起こる（**写真3-18**）．虫卵は日本海裂頭条虫虫卵に似てい
る．

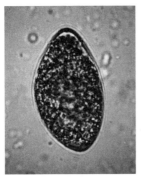 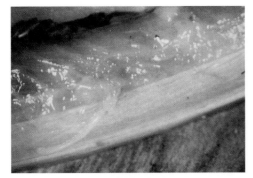

写真3-19 Manson裂頭条
虫虫卵

写真3-20 Manson裂頭条虫（プレロセルコイド）

[生活史・感性経路]

発育史はわかっていない．第1中間宿主は，ケンミジンコなどの海産のカイアシ類と考えられている．第2中間宿主は，本症患者の食歴より**イワシ**とその稚魚（シラス）と考えられている．

[症 状]

小腸上部に寄生する．症状は日本海裂頭条虫と同様で，下痢，便秘，腹痛などで症状は比較的軽い．

[診 断]

自然排出された虫体の形態，あるいは糞便中の虫卵により診断する．頭節をもった虫体が自然排出されることもある．

4 **Manson**（マンソン）**裂頭条虫**〔*Spirometra erinaceieuropaei* (Rudolphi, 1819) Mueller, 1937〕

[流行地域]

本虫は**イヌ**，**ネコ**などの小腸に普通に寄生しており，全世界にみられる．特にアジア，アメリカに多い．日本では全国的にみられる．

[形 態]

成虫は日本海裂頭条虫に似ているが，体長が60〜100cmと少し小さい．また，雌雄の生殖器も少し異なる．虫卵は70μm×35μmで，両端がややとがり，左右非対称である．内容は卵細胞と卵黄細胞の複合卵である．プレロセルコイドは乳白色で多数の横皺があり，前端部に凹みを有する（**写真3-19，-20**）．

[生活史・感染経路]

終宿主は**イヌ**，**ネコ**，まれにヒト，第1中間宿主は**ケンミジンコ**，第2中間宿主は**カエル**，**ヘビ**，**鳥**，**イノシシ**，**イタチ**である．ヒトはこれらの生肉中のプレロセルコイドを経口摂取して感染する．ヒトは待機宿主であり，体内ではほとんど成虫にならずプレロセルコイドのまま体内を移行して**幼虫移行**

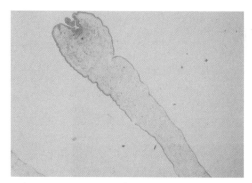

写真3-21　Manson 孤虫症（組織標本）
多数の横ジワと前端部に凹みがみられる.

症を起こす.

ヒトへの感染は多くの場合，プレロセルコイドを有する第2中間宿主（カエル，ヘビなど）または待機宿主（イノシシ，ジドリなど）の経口摂取によるが，ケンミジンコのいる水を飲みプロセルコイドを取り入れて感染する場合もある.

症　状

成虫のヒト寄生例は日本でこれまでに十数例と少ないが，成虫寄生の場合ほとんど無症状で，日本海裂頭条虫と同じように片節が排出されて気づくことが多い.

治　療

成虫の駆虫薬としてはプラジカンテルが有効である.

5　Manson（マンソン）孤虫症（sparganosis mansoni）

幼虫（プレロセルコイド）がヒト体内に寄生し，移動性腫瘤を生じる.

形　態

ヒト体内から見出されるプレロセルコイドは通常10〜20cmである（**写真3-21**）.

症　状

孤虫症の症状としては，感染後，不規則な発熱がある．幼虫は**皮下組織への寄生**が多いが，頭蓋内，眼瞼，心囊などに寄生して重篤な症状を示した例もある．皮下組織は胸壁，腹壁，鼠径部，頸部への寄生が多い．これらの部位に母指頭大または鶏卵大の**腫瘤**や**遊走性限局性皮膚腫脹**を生じ，発赤，掻痒感があり，急に消退して別の部位に移動する．顎口虫と異なり動きは鈍いので，腫瘤部を切開して幼虫を取り出すことができる．普通は痛みはなく掻痒性で，白血球増多，好酸球増多がみられる.

診　断

移動性の腫瘤，腫脹の場合には，本症と顎口虫症，Westerman肺吸虫症との鑑別が必要になる．ELISA法，オクタロニー法などの免疫（血清）診断法

が有効である．食歴，好酸球増多，IgE値上昇が参考となる．腫瘍の病理組織標本では，虫体内にH-E染色やKOSSA硝酸銀染色で好染する**石灰小体**が認められ，診断に役立つ．

治療

孤虫症の場合は，外科的に摘出するのが最もよい．

Ⅱ **無鉤条虫**〔*Taeniarhynchus saginatus*（Goeze, 1782）Weinland, 1858〕

牛肉から感染する体長5m程の条虫であるが，症状は軽い．日本での症例は，海外で感染して持ち込んだ例が多い．

流行地域

世界各地にみられる．牛肉を食べるイスラム教徒の国に多い．

形態

①**虫体**（写真3-22，-23）：3〜6mのものが多い．1,000〜2,000個の片節からなる．頭節は角張っており，4個の吸盤をもつ．成熟片節は縦20mm×横6mmで，生殖孔は各片節の側面辺縁部に左右交互に開いている．子宮は盲管で子宮孔がないので，虫卵が充満すると子宮は容積を増して樹枝状になり，**各側20〜24本の分枝**を示す（有鉤条虫では各側約10本）．受胎片節は1個または数個連なって糞便中に排泄される．この片節は乳白色，肉厚で**活発に運動**するので，肛門から自力で這い出すこともある．

②**虫卵**（写真3-24）：小蓋がなく，卵殻に相当する被膜は薄く，内部のゼリー状物質は取れやすく，糞便中ではこれらを観察することはできない．内部に一見卵殻のような**幼虫被殻**がある．これは直径30〜40μmの類円形で厚い放射線状の構造をしている．この中には3対の鉤をもっている**六鉤幼虫**が存在する．

生活史・感染経路

ヒトのみが終宿主である．つまり，ウシとヒトとの間で感染のサイクルが回っていることになる．糞便とともに排出された虫卵または片節を牧草などと一緒にウシが食べ，その筋肉内で約60日で**囊尾虫**〔**囊虫**（*Cysticercus bovis*），大きさ7.5〜9.0mm×5.5mm〕となる．

ヒトはこの囊虫をもっているウシ肉を不完全な調理または生食して感染する．レアステーキからの感染も多い（**図3-10**）．ヒトに摂取されると，小腸上部で囊内の頭節を外へ出して腸粘膜に吸着し，約2カ月で成虫となる．成虫の寿命は2〜4年である．

症状

症状はほとんどない．腸粘膜に軽い炎症反応がみられ，腹部不快感，腹痛，下痢，食欲減退などの消化器障害が起こることがある．個々の受胎片節が肛門から這い出るとき，不快感がある．

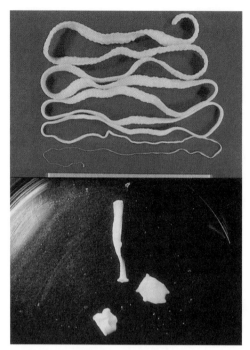

写真3-22　無鉤条虫
上：成虫，下：元気に動いている受胎片節.

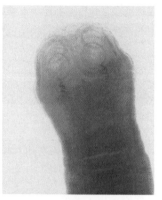

写真3-23　無鉤条虫（頭節）

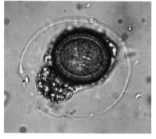

写真3-24　無鉤条虫虫卵

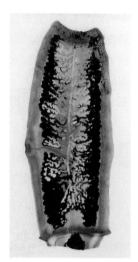

写真3-25　無鉤条虫片節
受胎片節の鉄hematoxylin
（ヘマトキシリン）染色標本.
ほぼ中央の左側に生殖門が開
口し，腟がつながる．子宮は
片節に広く広がり細く分枝し
た嚢状を呈する.

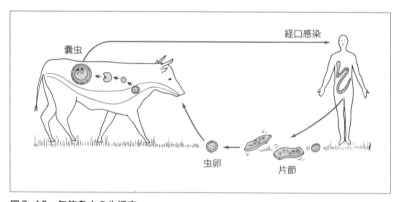

図3-10　無鉤条虫の生活史

診断・検査

本虫は子宮が盲管に終わり**子宮孔をもたないので**，腸管内に虫卵は現れな
い．しかし，受胎片節が切れて毎日のように肛門から排出される．その際，
虫卵が圧出されて肛門に付着するので，蟯虫と同じく**肛囲検査法**により虫卵
を検出する．また，自然排出された片節により種の同定がなされる．排出片
節の子宮内に墨汁などを注入し，子宮の分枝を観察する（**写真3-25**）．本虫
では，各側20本以上の分枝がみられる．日本海裂頭条虫と異なり，片節は
連なって排出されることはなく，**1個ずつ分離**して糞便上で動いているの

で，このことからも推定できる．

プラジカンテルを用いる．感染予防としては，牛肉は生食せず十分熱を通す．

Ⅲ 有鉤条虫 (*Taenia solium* Linnaeus, 1758)，有鉤嚢虫 (*Cysticercus cellulosae*)

ヒトは有鉤条虫の終宿主であるとともに中間宿主でもあり，ブタと同様に全身に嚢虫を形成する．日本での最近の感染例は，海外での感染や感染した外国人との接触によることが多い．

流行地域

中国，韓国，モンゴル，インド，タイ，中南米に分布する．

形態

成虫は無鉤条虫より小さく2〜3mの大きさで，片節は800〜900個からなっている．頭節には4個の**吸盤**と小鉤が並んでいる**額嘴**がある．小鉤は22〜32本で交互に2列に並んでいる（**写真3-26**）．受胎片節は無鉤条虫とほとんど変わりはないが，虫卵に充満している子宮分枝は無鉤条虫に比べて少なく，**7〜10対**に分かれている．また片節は非常に薄く，筋肉の発達が悪く，運動性は不活発である．虫卵では無鉤条虫との区別はできない．

生活史・感染経路

本虫も**ヒトだけが終宿主**であり，ヒトと中間宿主の**ブタ**との間で感染サイクルが回っている（**図3-11**）．虫卵または片節が中間宿主のブタに食べられると，その腸管内で六鉤幼虫が孵化し，腸壁から血流，リンパ流によって全身の筋肉に移行して約70日で嚢虫となる．これは8mm×4mmくらいの大きさで**有鉤嚢虫**とよばれる（**写真3-27**）．ブタのほかヒトが中間宿主となる．ヒトへの感染には次の方法がある．

①ブタ体内の有鉤嚢虫を不完全な調理によって摂取した場合：小腸の中で頭節が現れ，腸粘膜に固着して成長し，成虫となる．この間，約3カ月である．

②虫卵を飲み込んだ場合：小腸内で孵化した六鉤幼虫は，ブタと同じように小腸壁から血流によって全身の組織内に嚢虫をつくる．

③自家感染の場合：ヒトの腸管内に成虫が寄生していると，受胎片節が切れて排出されるとき，片節が壊れて遊離した虫卵が孵化し，六鉤幼虫が腸壁から侵入し身体各所に嚢虫をつくる．つまり成虫が寄生していると，自家感染によって**人体有鉤嚢虫**（*Cysticercus cellulosae hominis*）の数が増えていく．成虫の寿命は約10年である．

症状

成虫の寄生による症状はほとんどない．時に腹痛，下痢などの消化器症状，神経症状がみられるだけである．

自家感染による人体有鉤嚢虫症の場合，寄生数が多く，**皮下，筋肉，脳，脊**

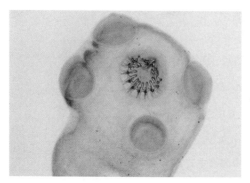

写真3-26　有鈎条虫（頭節）

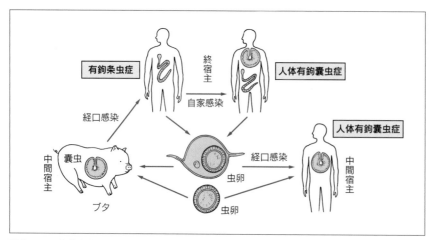

図3-11　有鈎条虫および有鈎囊虫の生活史

髄，眼球内の有鈎囊虫により重篤な症状を示す（**写真3-27**）．脳内寄生では，ジャクソンてんかん様発作，痙攣，意識障害，麻痺，精神障害など，寄生部位，寄生数により多様な症状を呈する．虫卵の経口感染によっても人体有鈎囊虫症は起こるが，寄生数が少なく，自家感染の場合のようなひどい病害はない．

診断・検査

①**成虫寄生の場合**：無鈎条虫と同様に，排出された片節，虫卵で検査する．虫卵は肛囲検査法によって行うが，無鈎条虫卵と区別できない．排出された片節は無鈎条虫に比べ薄く，運動不活発で子宮の分枝が少ない点で鑑別する．

②**人体有鈎囊虫症の場合**：腫瘤を摘出して診断するが，脳内寄生の場合など摘出できないときはX線検査，CT検査，免疫（血清）診断法を行う．この場合は，脳腫瘍との鑑別が必要であるが，皮下にも同時に囊虫が認められれば本症が疑われる．摘出した囊虫は切片標本を作製して診断する（**写真3-28**）．

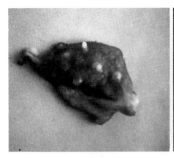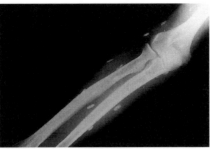

写真3-27　有鉤嚢虫
左：ブタに寄生している嚢虫，右：人体有鉤嚢虫症.

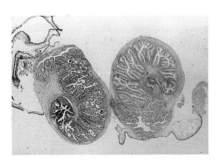

写真3-28　脳から摘出された有鉤嚢虫
特徴的な迷路状構造がみられる.

治療・予防

成虫駆虫の際，**虫体を溶かすおそれのある駆虫剤は自家感染の危険があるので使用できない**．ガストログラフィン法で駆虫する．嚢虫は可能なものは摘出する．プラジカンテルあるいはアルベンダゾールによる治療例が報告されている．

予防としては，ブタ肉の生食を避けること，人糞尿をブタの飼料としないことが大切である．また有鉤条虫感染者との性的接触には注意が必要である．

Ⅳ エキノコックス

1　多包条虫〔*Echinococcus multilocularis*（Leuckart, 1863）Vogel, 1955〕

単包条虫，多包条虫は一般に**エキノコックス**といわれている条虫であり，成虫はイヌ，キツネなどの小腸に寄生している．ヒトは**中間宿主**になり，幼虫である**包虫**が肝，肺，脳などに寄生し包虫症の原因となる．エキノコックス症は「感染症法」では四類に分類され（診断後ただちに届け出），毎年約20例の届け出がある．

流行地域

北半球のみに分布している．ヨーロッパアルプス地帯，シベリア，アラスカ

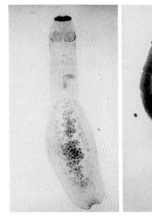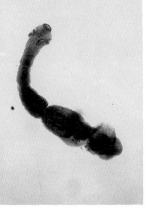

写真3-29　多包条虫成虫（左）と単包条虫成虫（右）

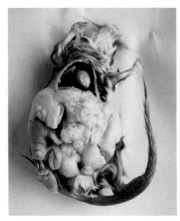

写真3-30　多包条虫感染スナネズミ
内臓いっぱいに包虫が形成されている.

に多い．日本では北海道全域に流行がみられ，北部東北地方にも広がってきている．

形態

成虫の体長は約3mm（1.2〜3.7mm）できわめて小さい条虫であり，頭節のほかに片節は2〜5個である．受胎片節は各器官が退化して虫卵が充満している（**写真3-29左**）．虫卵は無鉤条虫卵と区別がつかない．

生活史・感染経路

終宿主は**キツネ**，**イヌ**など．日本では北海道の**キタキツネ**が重要な終宿主である．中間宿主は**野ネズミ類**（北海道では**エゾヤチネズミ**）．ヒトも中間宿主になる．中間宿主がキツネやイヌの糞便中の虫卵を飲み込むと，小腸上部で孵化した六鉤幼虫は腸壁に侵入し，主に血流によって**肝**，**肺**，腎などに運ばれ，**包虫**（多包虫：multilocular hydatid cyst）をつくる．直径1〜5mmの小さい包虫が母胞嚢となり，サボテンの芽葉状に小胞嚢が母胞外に多数でき，これらが集合した状態である（**写真3-30**）．その断面は蜂巣状で硬く，中には粘稠な包虫液を満たしている．多包虫の場合，ヒトでは繁殖胞，原頭節の形成はまれで，原頭節が包虫内に**包虫砂**（hydatid sand，**写真3-31**）として遊離することはほとんどない．この包虫は長い年月の間に大きくなり，小児頭大にも達する．野ネズミの包虫が終宿主に食べられると，それぞれの頭節は小腸壁に固着して発育し，約4〜5週間で成虫となり虫卵を排出する（**図3-12**）．

症状

虫卵摂取から症状が現れるまでの無症状期間が10年と長く，血液生化学的にも異常は認められない．多包虫の場合は，単包虫より組織への浸潤性が強く，血流によって転移し，多発することが多い．さらに包虫の中心部が壊死して膿瘍状になることがある．

肝臓で包虫が大きくなると肝腫大が著明になり，**周囲組織を圧迫**して，疼

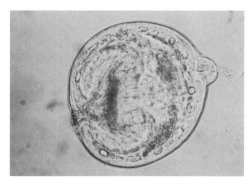

写真3-31　包虫砂
包虫内に遊離された原頭節.

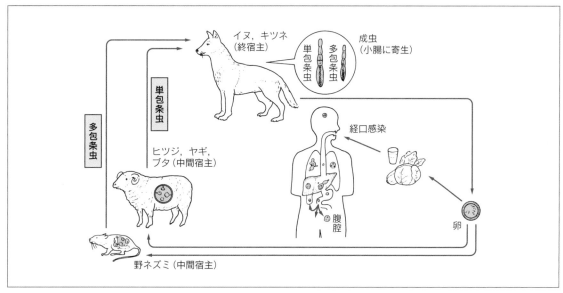

図3-12　多包条虫，単包条虫の生活史

痛，肝機能障害などが現れる．さらに症状が進むと，腹水，浮腫，黄疸になり肝性昏睡に陥る．肺包虫症では血痰が特徴であり，胸膜炎や気管支炎を伴い数年続く．脳では神経症を示すので，比較的発見が早い．骨では複雑骨折が起こる．

診断・検査

まず，流行地での居住歴について問診する．早期発見のため，北海道では定期的にELISA法によるスクリーニング診断が行われている．陽性の場合は，特異性の高い抗原を用いたELISA法，イムノブロッティング法で確認する．同時に胸部・腹部のX線検査，CT検査，超音波検査，さらに腹腔鏡直視下生検で組織学的に確認する．

包虫の外科的切除が最も適切な治療法である．感染予防としては，流行地ではイヌやキツネとの接触を慎み（虫卵が体毛に付着している），川水や井戸水は生で飲まない，山菜はよく水洗する（野生動物の糞で汚染されている可能性もある）などの注意が必要である．

2　単包条虫〔*Echinococcus granulosus*(Batsch, 1786) Roudolphi, 1801〕

流行地域

日本では，九州や愛媛県で散発的にみられる．

アフリカ，地中海沿岸，中近東，中国，モンゴル，オーストラリア，ニュージーランド，南米の特に温暖な，牧畜のさかんな地方に多くみられる．

形 態

成虫の体長は3〜6mmと小さく，頭節のほかに体節数は3〜4個である（**写真3-29右**）．

生活史・感染経路

生活史は多包条虫と似ている．終宿主は**イヌ**，**キツネ**，オオカミなど，中間宿主は**ヒツジ**，ウシ，ヤギ，ブタなどである．ヒトも中間宿主になる．中間宿主がキツネやイヌの糞便中の虫卵を飲み込むと，小腸上部で孵化し，六鉤幼虫は腸壁に侵入し，主に血流によって肝，肺，腎などに運ばれ，包虫（単包虫：unilocular hydatid cyst）をつくる．包虫は，はじめは1mmくらいで徐々に大きくなり母胞嚢となる．中には包虫液を満たしている．包虫の内壁から腔内に分芽状の突起を出し，繁殖胞となる．包虫液中には**包虫砂**とよばれる感染性の原頭節が遊離している．

症 状

ヒトでは包虫は主として**肝臓**，**肺**にできる．この包虫は発育が緩慢で，虫卵を飲み込んでから5〜15年たって初めて発見されることが多い．肝臓で包虫が大きくなると肝腫大が著明になり，周囲組織を圧迫して疼痛，肝機能障害などが現れる．

診断・検査

多包条虫の場合に準ずる．

治 療

単包虫は，**結合組織性の被膜**に包まれていて周囲への浸潤が少ないので，手術によって摘出可能な場合が多い．摘出時，包虫が破壊されると，囊胞液の漏出によりアナフィラキシーショックを起こすので注意が必要である．

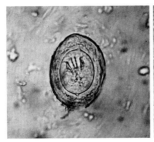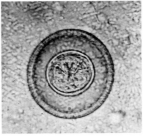

写真3-32　小形条虫虫卵（左）と縮小条虫虫卵（右）
内側の幼虫被殻の中に六鉤幼虫を認める.

Ⅴ その他の条虫

1　小形条虫〔*Vampirolepis nana*（von Siebold, 1852） Spasskii, 1954〕,〔Syn：*Hymenolepis nana*（Von Siebold, 1852）Blanchard, 1891〕

ネズミ類にごく普通にみられる寄生虫で, 不潔な環境の子供に感染が多い. ヒトには偶然寄生する. 日本での感染例は減少した.

流行地域

世界に広く分布する.

形　態

①成虫：小形で10〜30 mm×1 mm, 頭節には4つの吸盤と小鉤のある額嘴がある. 成熟片節は横に平たく, 中には2個の卵巣, 3個の精巣, 1個の子宮がみられる. 本虫は子宮孔をもたないが, 末端の受胎片節はくずれやすいので, 糞便中に虫卵が見出される.

②虫卵（**写真3-32左**）：淡黄色または無色で, 大きさは45〜55 μm×40〜45 μmの楕円形である. 卵殻は薄く, 中に幼虫被殻がある. 幼虫被殻はレモン形で, 両端に小突起があり, ここから数本の**フィラメント**（ガラス様糸状物）が卵殻との間のゼリー状物質の中に出ている. 幼虫被殻の中は六鉤幼虫である.

生活史・感染経路

発育には中間宿主を必要としない. ネズミまたはヒトの糞便中に排出された**虫卵を直接経口摂取して感染**する. 虫卵は小腸内で孵化し, 六鉤幼虫は小腸の絨毛内に侵入して擬嚢尾虫（cysticercoid）となる. 4〜5日後には再び腸管内に出て成長し, 15日後には成虫となり, 糞便中に虫卵を排出する. また腸管内で虫卵が孵化し, 六鉤幼虫が同様に絨毛に侵入して発育し, 成虫になることがある. これを**自家感染**（autoinfection）といい, この場合は多数の虫体が寄生することになる. その他, 虫卵がノミ類, 甲虫類の昆虫内で擬嚢尾虫となり, これがヒトに経口摂取され感染することもある. この場合は, 小腸粘膜に入ることなく, そのまま小腸で発育し成虫となる.

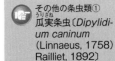　その他の条虫類①
瓜実条虫（*Dipylidium caninum*）（Linnaeus, 1758）Railliet, 1892）

イヌ, ネコの寄生虫で, 偶然ヒトに感染する. 世界各地に広く分布している. 成虫の大きさは15〜40 cm, 片節の形は瓜の実に似ている. 受胎片節では虫卵がかたまって**卵嚢**（egg sac）を形成している. 中間宿主は**ノミ, ハジラミ**類で, これらの体内で**擬嚢尾虫**となる. ヒトはこれを経口摂取して感染する. 成虫は小腸に寄生するが, ほとんど無症状である. 小児の感染例が多い.

その他の条虫類②
アジア条虫（*Taenia asiatica*）
2010年以降, 症例が相次いでいる. 分類学的な位置ははっきりしていない. 韓国, 中国（四川・雲南省）, フィリピン, 台湾, インドネシア, タイ, ベトナムに分布. 幼虫（嚢虫）はブタの肝臓に寄生し, ヒトは調理不十分なレバーを摂食して感染する. 小腸内で成虫となり, 排出された受胎片節中の虫卵をブタが食して, 肝臓で嚢虫となる. ヒトでの症状は不快感, 軽い下痢で, 嚢虫症は起こさない. 形態学的に無鉤条虫や有鉤条虫との鑑別は困難で, 遺伝子同定を行う.

症 状

少数寄生ではたいした症状はないが，自家感染によって多数寄生すると，消化器症状（腹痛，下痢など），栄養障害，貧血，神経症状がみられる．軽度の好酸球増多がある．

診断・検査

糞便検査により虫卵を検出する．遠心沈殿法などの集卵法を行う．

治 療

自家感染が起こるので，完全駆虫しなければならない．しかし，腸絨毛内の幼虫には駆虫薬は効果がないので，腸管内に出てきた成虫に対して投薬を繰り返して駆虫する．プラジカンテルが有効である．

2 縮小条虫〔*Hymenolepis diminuta* (Rudolphi, 1819) Blanchard, 1891〕

本虫も**ネズミ**の寄生虫で，ヒトには偶然に寄生する．世界に広く分布し，特に子供に感染が多くみられる．

成虫は，長さ50〜80cm，頭節には4個の吸盤と痕跡程度の額嘴がある．**虫卵**は黄褐色，球形（60〜80μm）で，卵殻は厚く，中の幼虫被殻は球形でフィラメントはない（**写真3-32右**）．発育は小形条虫と異なり，**ノミ類や甲虫類，ゴキブリ類の中間宿主が必要**である．ヒトは，擬嚢尾虫をもっているこれらの中間宿主を経口摂取して感染する．小腸上部に寄生し，約7日で成熟する．自家感染はないので，寄生数は少なく症状も軽い．診断は糞便中に虫卵を検出することである．

その他の条虫類③
有線条虫（*Mesocestoides lineatus*（Goeze, 1782）Railliet, 1893〕

ヨーロッパ，アフリカ，アジアに広くみられる．**イヌ，ネコ，キツネ**の寄生虫である．成虫は体長30〜250cm×3mmで小腸に寄生する．受胎片節には虫卵が充満した副子宮を有している．第一中間宿主はササラダニ，第2中間宿主はヘビ，トカゲ，トリなどである．ヒトはマムシやシマヘビの内臓・血液中の幼虫を摂食して感染する．成虫が腸管に寄生し，上腹部痛，下痢，倦怠感などの症状を起こす．プラジカンテルで駆虫できる．

第4章 原生動物

A｜寄生原虫学総論

　原虫(原生動物：Protozoa)とは，運動性をもった単細胞の真核生物で，それ自体独立した生活を営み，摂食，運動，代謝，生殖などを行っている動物である．自然界には自由生活性の種が多く知られているが，人畜に寄生して重篤な症状を引き起こすものがある．

Ⅰ 形態

　体構造は簡単で，基本的には，①**細胞表層**，②**細胞質** (cytoplasm)，③**核** (nucleus) からなる．細胞表層は**細胞膜** (cell membrane) でおおわれ，さらに外側に**糖衣** (glycocalyx) がある．細胞質は通常，外質・内質の2層からなる．

①**外質** (外肉：ectoplasm)：微細顆粒状・硝子様透明で無構造である．偽足 (pseudopodium)，鞭毛 (flagellum)，繊毛 (cilium)，波動膜 (undulating membrane) は外質から分化した運動小器官である．その他，食物摂取のための口器 (cytostome) や排泄のための細胞肛門 (cytopyge) をもつものもある．主として運動，摂食，排泄を行う．

②**内質** (内肉：endoplasm)：外質より大顆粒状，流動性で，中に核，ミトコンドリア (mitochondrion)，小胞体 (endoplasmic reticulum)，ゴルジ体 (Golgi body)，食胞 (food vacuole)，収縮胞 (contractile vacuole)，リソソーム (lysosome) をもつ．主として消化，代謝，生殖，栄養貯蔵などを行う．

③**核：クロマチン** (染色質：chromatin) が散在している胞核と，充満している充核の2つのタイプがある．胞核の場合，DNAを含むカリオソーム (karyosome) が核の中心に存在する．

Ⅱ 生理

①**栄養摂取**：液状物は体表から浸透によって，固形物は偽足や口器によって内質に取り込み，食胞により消化する．

②**排泄**：食物の消化のために体内酵素を分泌する．また，組織融解酵素などの体外酵素を出す．代謝産物の排泄は外質を通して拡散する．これらは宿主に対して抗原として作用する．収縮胞がつくられて，排泄物が排泄口まで移動

することもある.

③生殖：根足虫類，鞭毛虫類，繊毛虫類は無性生殖(asexual reproduction)を営み，ほとんどが二分裂によって増殖する．胞子虫類ではこのほかに，有性生殖(sexual reproduction)も行う．

Ⅲ 分類

人体寄生原虫類は生物学的に大きく6つのグループに分けられる．

①**根足虫(アメーバ)類**(Rhizopoda)：体表面より偽足を出して運動，食物摂食を行う(赤痢アメーバ，アカントアメーバなど)．

②**鞭毛虫類**(Mastigophora)：発育の大部分の時期にやや太くて長い1〜数本の鞭毛をもち，これを動かして運動を行う〔Lambl(ランブル)鞭毛虫，トリコモナス，トリパノソーマなど〕．

③**胞子虫類**(Sporozoa)：特別な運動器官をもたない．この種のものは全種が細胞内寄生性である(マラリア原虫，トキソプラズマ，ヒトクリプトスポリジウムなど)．

④**繊毛虫類**(Ciliophora)：発育の全期を通じて体表に細く短い繊毛を多数もち，これによって運動する(大腸バランチジウム)．

⑤**微胞子虫類**(Microspora)：すべて細胞内寄生性(*Enterocytozoon bieneusi*など)．

⑥**分類上の位置未決定**：特別な運動器官をもたない．ブラストシスチスが該当する．

また，臨床的な観点から寄生部位別に次の3グループに分けられることもある．

①**腸管寄生原虫類**(intestinal protozoa)：赤痢アメーバ，Lambl鞭毛虫，大腸バランチジウム，戦争イソスポーラ，サイクロスポーラ，ヒトクリプトスポリジウムなど．

②**泌尿生殖器寄生原虫類**(urogenital protozoa)：腟トリコモナス．

③**血液・組織寄生原虫類**(blood and tissue protozoa)：クルーズトリパノソーマ，ガンビアトリパノソーマ，ドノバンリーシュマニア，マラリア，トキソプラズマなど．

B | 原虫類各論

a. 根足虫（アメーバ）類

Ⅰ 腸管内寄生アメーバ類

アメーバ類は透明で，屈光性の強い外質と顆粒状の内質からなる．偽足を出して運動するため大きさは不定である．このような形態のものを**栄養型**(trophozoite)という．栄養型は不適当な環境になると運動や摂食を中止して外表に被膜を形成し，球形の**嚢子**(cyst)となる．

1 赤痢アメーバ（*Entamoeba histolytica* Schaudinn, 1903）

アメーバ類のなかでは赤痢アメーバのみが病原性を有している．わが国にも古くから存在していたが，1980年代に入って急増した．性感染症(sexually transmitted disease；STD)として注目されている．

流行地域

世界に広く分布．熱帯・亜熱帯地方の衛生環境の悪い地域に多いが，温帯にもみられる．

形態

栄養型と嚢子の時期がある．

①栄養型（**写真4-1**）：アメーバ赤痢患者の新鮮な粘血下痢便や，アメーバ性肝膿瘍の穿刺液中にみられる．生鮮標本では大きさは15〜50μmで，舌状の偽足を出して活発に運動するため不定形であるが，**赤血球を捕食**しているのが特徴である．核は1個で，核膜内にはクロマチン顆粒が数珠状に規則正しく並び，中心にカリオソームがみられる．大腸の腸管腔内にみられる栄養型は，糞便中や腸壁内に寄生しているものより大きさは少し小さい．

②嚢子（**写真4-2**）：大きさ12〜15μmで，有形糞便中にみられる．生鮮標本では核などの構造物はほとんどみられず，円形の光った小体として観察される．ヨード・ヨードカリ液で細胞質は淡緑黄色に染まり，核も明瞭に認められる．嚢子になった直後は1個の核とグリコーゲン胞，類染色質体(chromatoid body)がみられるが，最終的には4個の核をもった成熟嚢子になる．

生活史・感染経路

ヒトは**成熟嚢子**を経口的に摂取することによって感染する．汚染飲料水や野菜などによる感染のほか，嚢子保有者による料理，肛門性交により感染する．経口摂取された嚢子は，小腸で脱嚢後ただちに分裂し，8個の小栄養型となる．これらは寄生部位である大腸に下って粘膜層に侵入してさかんに栄養をとり，二分裂を繰り返して増殖する．この栄養型の一部は大腸腔内で嚢子になり，糞便とともに宿主体外に排出され，新たな感染源となる．嚢子は抵抗

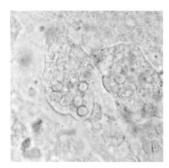

写真4-1　赤痢アメーバ栄養型
赤血球を取り込んでいる.

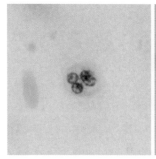

写真4-2　赤痢アメーバ囊子
左：鉄hematoxylin（ヘマトキシリン）染色標本，
右：ヨード・ヨードカリ染色標本.

力が強く，外界で長期間生存する.

大腸腔内で生活している栄養型は，組織融解酵素を分泌して腸壁内に侵入し，赤血球などの栄養をとって増殖している．そのため，腸壁侵入部には潰瘍ができ，栄養型は腸腔内から赤痢便とともに排出される．また，大腸組織内の栄養型は血流に乗って肝臓や肺に運ばれ，それらの組織内に膿瘍をつくる.

症　状

赤痢アメーバ感染者のすべてがアメーバ赤痢を発症するとはかぎらない．むしろ多くのヒトは**無症候性感染者（囊子保有者）**である．囊子保有者は健常者と変わらないが，常に囊子を糞便中に排出し，感染源となるので，予防衛生上，注意が必要である．「感染症法」に基づき，**アメーバ赤痢**は届け出の義務がある（五類感染症）.

①腸アメーバ症：大腸壁内の栄養型が増殖するにつれて大腸組織が破壊され，アメーバの侵入口より底の広い，いわゆる**タコ壺状の潰瘍**となる．この潰瘍面から出血，粘液排出がみられ，特有の腐敗した魚のような悪臭を伴った**イチゴゼリー状の粘血便**を呈する．潰瘍は，盲腸，上行結腸，直腸，S状結腸によくみられる．多くの場合，腹痛があり，1日数十回の粘血便を排出するので，長く続くと全身の衰弱をきたし，重症になる．通常，発熱はみられない．このような赤痢状態をアメーバ赤痢という．下痢症状が治まると組織中の原虫数も減り，潰瘍も小さくなり，糞便の性状も次第に有形便となり，無症候性感染者となる.

②腸外アメーバ症：腸壁に侵入した赤痢アメーバの栄養型が血流によって肝臓その他の臓器に運ばれ，膿瘍が形成される．膿瘍は赤痢アメーバ感染者の約20％にみられ，**肝膿瘍**が最も多い．次いで肺，脳に膿瘍が形成される．肝膿瘍の場合には，右季肋部痛，発熱，肝腫大，白血球増多がみられる.

診断・検査

①腸アメーバ症：糞便中に赤痢アメーバを検出すれば確定的である．下痢便，粘血便には栄養型，有形便中には囊子が排出される．栄養型はすぐ死滅するので，**37℃に保温し2時間以内**に検査する必要がある．運動を観察で

 その他のアメーバ類①
小形アメーバ（En-dolimax nana (Wenyon et O'Conner, 1917) Brug, 1918）

ヒトは囊子の経口摂取によって感染する．大腸粘膜上で分裂増殖しているが，組織侵入性はなく，非病原性である．ヒトの腸管原虫では一般的で，世界に広く分布する．赤痢アメーバ囊子との鑑別上，重要である．
①栄養型：大きさ6～12μmで，外質は発達が悪く，内質には細菌などを取り込んでいることが多い．核膜内にクロマチン顆粒はなく，カリオソームが大きい．
②囊子：大きさ7～8μmで，成熟囊子は4個の核を有している．核の形態は栄養型と同じである.

その他のアメーバ類②
ヨードアメーバ（Iodamoeba buet-schlii (von Prowazek, 1911) Dobell, 1919）

ヒトの大腸に寄生．糞便中に囊子を認めるが，栄養型を認めることはまれである．非病原性である．日本でも時にみられる.

表4-1　各種アメーバ・嚢子の鑑別点

		赤痢アメーバ	大腸アメーバ	小形アメーバ	ヨードアメーバ
病原性の有無		病原性	非病原性	非病原性	非病原性
嚢子	大きさ (μm)	12～15	12～25	7～8	9～12
	成熟嚢子の核	4個	8個	4個	1個
	カリオソームの位置	核の中心	核の中心を外れる	核膜内にクロマチン顆粒がなく，カリオソームが大きい	一側または中央に寄り，他方には顆粒が一団となる
	内容物	類染色体はこん棒状または楕円形	類染色体は両端が裂片状	類染色体はない	グリコーゲン胞がある
	捕食像（特に栄養型）	赤血球	細菌（赤血球はない）	細菌	細菌

きないときには，トリクローム染色，ハイデンハイン鉄ヘマトキシリン(hematoxylin)染色を行う．有形便の場合は24時間以内に検査するが，やむをえない場合は4℃に保存する．疑わしい場合は，集嚢子後，ヨード・ヨードカリ染色，鉄ヘマトキシリン染色，コーン染色標本をつくり，繰り返し検査する．腸に病変がみられる場合は，免疫（血清）診断法が有効である．潰瘍性大腸炎，細菌性赤痢などと鑑別を要する．

②**腸外アメーバ症**：膿瘍に対してCTスキャン，超音波検査などを行う．膿瘍周辺組織の生検材料から栄養型を検出し，染色標本にて確認する．アメーバ性肝膿瘍のときは特にオクタロニー法，ELISA法などの免疫（血清）診断法が有効である．

[治療]

①メトロニダゾール：成人量　1～1.5g/日，7～10日間．

②チニダゾール：メトロニダゾールに準ずる．

③上記①，②とテトラサイクリンの併用．

④重症の場合にはデヒドロエメチンが有効である（「熱帯病治療薬研究班」に相談すること）．

⑤肝膿瘍に対してはメトロニダゾールの長期投与と無菌的排膿を行う．

⑥パロモマイシン硫酸塩カプセル：1,500mg（力価）/日，3分服，10日間．ただし，腸管外アメーバ症には無効．

2 大腸アメーバ〔*Entamoeba coli* (Grassi, 1879) Casagrandi et Barbogallo, 1895〕

ヒトの腸管寄生原虫で最もよくみられる．嚢子の経口摂取によって感染する．ヒトの大腸に寄生し，組織侵入性はないので**非病原性**である．赤痢アメーバとの鑑別上，重要である（**表4-1**）．

 その他のアメーバ類③
髄膜脳炎を起こすアメーバ
フォーラーネグレリア(*Naegleria fowleri* Carter, 1970)．湖沼，池，温泉などで泳いだときにヒトの鼻粘膜から感染して脳に入り，アメーバ性髄膜脳炎を起こす．急性経過をとり，死亡する．脳脊髄液を採取し，21℃以上の室温に放置し，沈渣からアメーバ型を検出して診断する．

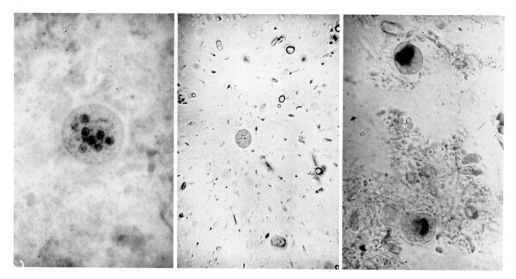

写真4-3　アメーバ類嚢子
左：大腸アメーバ(鉄hematoxylin染色)，中央：小形アメーバ(ヨード・ヨードカリ染色)，右：ヨードアメーバ(ヨード・ヨードカリ染色).

形態

①**栄養型**：大きさ18～50μm×16～20μm，外質の発達は悪く，運動は不活発．核は生鮮標本でも認められる．内質中には細菌などがみられるが，赤血球は認めない．

②**嚢子(写真4-3左)**：大きさは直径12～25μm，赤血球の2～2.5倍である．成熟嚢子の核は8個．

Ⅱ 腸管外寄生アメーバ類

1　アカントアメーバ

　Acanthamoeba castellanii(カステラーニアメーバ)，*Acanthamoeba polyphaga*(多食アメーバ)のようなアメーバが眼に入り炎症を起こす．特にコンタクトレンズの保存液からの感染が多い．病変部からアカントアメーバの嚢子(直径11～18μm，2枚の嚢子壁を有し，多角形)や栄養型(15～30μm，棘状の偽足を出す)を検出して診断する(**写真4-4**)．

b. 鞭毛虫類

Ⅰ 腸管内寄生鞭毛虫類

　ヒトの腸管内寄生鞭毛虫類は数本の鞭毛をもち，これによって運動している．

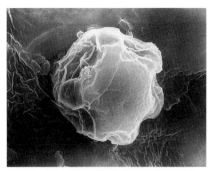

写真4-4　眼から採取したアカントアメーバ属嚢子（走査電顕像）

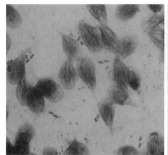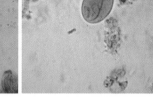

写真4-5　Lambl鞭毛虫
左：栄養型（Giemsa染色），右：嚢子（ヨード・ヨードカリ染色）．

1　Lambl（ランブル）鞭毛虫〔*Giardia intestinalis*（Lambl, 1859）Alexeieff, 1914〕

　ヒトの小腸に寄生．生活史上，栄養型と嚢子の時期がある．有形糞便中に嚢子を認めるが，栄養型を認めることはまれである．学名は，一般的に*G. lamblia*も使われている．水道水からの集団感染や同性愛者間での感染が報告されている．五類感染症として，**ジアルジア症**は届け出の義務がある．

流行地域

　広く世界各地に分布．熱帯・亜熱帯地域に多い．特に，インド，ネパールの旅行者に感染者が多い．ヒト，ブタ，サルや鳥類，爬虫類に寄生している．

形態

　①栄養型（写真4-5左）：大きさ12〜15μm×6〜8μmで，西洋梨を縦割にしたような特異な形相をしている（モンキーフェイス）．体前部は腹面が凹んで吸着円盤（adhesive disc）を形成し，これで宿主粘膜に吸着する．左右対称で核は2個あり，中央にカリオソームを有している．虫体中央上方のキネトソームから4対（8本）の鞭毛が出ている．栄養型はこの鞭毛によって活発に運動し，体表を通して栄養を摂取して二分裂で増殖している．

　②嚢子（写真4-5右）：大きさは8〜12μm×6〜8μmの楕円形で，成熟嚢子には4個の核と曲刺（curved bristle），鞭毛の遺残物がみられる．

生活史・感染経路

　栄養型は十二指腸，空腸上部，時に胆嚢や胆管の粘膜に吸着して寄生している．栄養型は腸管を下り，成熟嚢子となって糞便中に排出される．ヒトはこの嚢子に汚染された野菜，飲料水などの経口摂取によって感染する．

症状

　主な寄生部位は**十二指腸**，**胆嚢**であるので，上腹部痛，下痢が主症状である（潜伏期間は約2週間）．また，胆嚢炎を起こし，嘔吐，黄疸が現れることもある．しかし，多くの感染者は自覚症状がないまま嚢子保有者（シストキャリア）として経過する．ヒトの免疫能が低下したときに，著しく虫体数が増

その他の腸管内寄生鞭毛虫類

①メニール鞭毛虫〔*Chilomastix mesnili*（Wenyon, 1910）Alexeieff, 1912〕：栄養型と嚢子がある．ヒトは，嚢子の経口摂取で感染する．衛生環境の悪い地域で多くみられ，日本では海外旅行者にときどき見出される．大腸部に寄生し病原性はほとんどない．

②ヒトエンテロモナス（*Enteromonas hominis* da Fonseca, 1915）

③腸レトルタモナス（*Retortamonas intestinalis*（Wenyon et O'Conner, 1917）Wenrich, 1932）

④腸トリコモナス（*Pentatrichomonas hominis*（Davaine, 1860）Wenrich, 1931）：開発途上国に多くみられる．栄養型のみで，飲料水などで感染する．大腸，特に盲腸部に寄生し下痢の原因となる．海外旅行者によくみられる．

加して吸収不良症候群を起こすことが知られてきた（日和見感染）.

診断・検査

栄養型または囊子を検出して診断する. 下痢便中, 十二指腸ゾンデ採取液中には活発に運動している栄養型がみられる. 固形便中からは囊子が検出される. 集囊子後, ヨード・ヨードカリ染色して鏡検する. 囊子の排出がない日もあるので, 繰り返しの検査が必要である.

治療・予防

メトロニダゾール（750 mg/日, 3分服, 5〜7日間）が有効である. Lambl鞭毛虫囊子は湿った状態では抵抗力が強く, 水道水の塩素消毒に対しても抵抗性をもっている. 流行地で飲料水を利用するときは, 必ず煮沸消毒する.

Ⅱ 泌尿生殖器寄生鞭毛虫類

1 腟トリコモナス（*Trichomonas vaginalis* Donné, 1836）

ヒトの腟, 尿道などに寄生する. **栄養型のみ**検出され, 囊子は存在しない. 伝播は感染者との性的接触による. 男性にはほとんど症状は出現しない. 性感染症（STD）の一つである.

流行地域

広く世界各地に分布. 日本人女性では5〜10%の感染率である.

形 態

①**栄養型（写真4-6）**：大きさ10〜15 μm×6〜12 μmで洋梨形である. 前鞭毛4本は遊離鞭毛である. 1本の後鞭毛は虫体の1/2くらいの長さで, 体表との間に波動膜をつくっている. 軸索は核の近くで肥厚し, 体の中央を貫いている. 栄養は体表から吸収し, 縦二分裂で増殖している.

生活史・感染経路

女性の腟の粘膜上, 尿道, バルトリン腺に寄生している. 男性では前立腺や尿道に寄生するが寄生期間は短く, 主に伝播者の役割をしている. 囊子の時

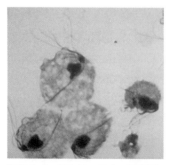

写真4-6 腟トリコモナス栄養型
Giemsa染色.

期はなく，感染は栄養型によって，感染者との直接および間接の**接触感染**で
成立する．

症 状

男性では不顕性感染者が多いが，時に尿道炎，前立腺炎を起こす．女性では
腟炎の原因となる．外陰部に，かゆみ，灼熱感があり，おりものが増量する．

診断・検査

腟分泌物，腟粘膜をこすったもの，尿沈渣を鏡検し，運動している虫体を観
察する．そのため，材料採取後なるべく早く鏡検する．冬季には標本を保温
する必要がある．培養検査も行われている．塗抹標本の染色はGiemsa（ギ
ムザ）染色を用いる．

治 療

メトロニダゾール内服および腟錠，トリコマイシン腟錠が有効である．性感
染症であるので，症状の有無にかかわらず，配偶者も治療する．

Ⅲ 血液・組織寄生鞭毛虫類

　ヒトに寄生する重要な血液・組織寄生鞭毛虫類にはトリパノソーマ類とリー
シュマニア類がある．これらは1本の**鞭毛**をもち，これによって運動してい
る．また，浸透作用によって栄養を吸収し，無性的に増殖している．生活史の
なかに，脊椎動物と吸血昆虫の2つの宿主をもち，脊椎動物の中では血液や組
織に寄生し，吸血昆虫では消化管に寄生している．そして虫体の形をさまざま
に変態して寄生している．ほとんどのものが人獣共通感染症を引き起こす．生
活史のなかでの虫体の形（発育型）は，大きく6つに分類される（**図4-1**）.
①錐鞭毛期型（トリポマスチゴート型）：核は中央部に，**キネトプラスト**（kine-
　toplast）は体後端部（鞭毛の出ている方向が前）にあり，鞭毛はこの付近の毛
　基体（basal body）から出ており，波動膜（undulating membrane）を形成し
　ている．
②後鞭毛期型（オピストマスチゴート型）：キネトプラストは体後方にあり，
　鞭毛はここから出ている．波動膜はない．
③上鞭毛期型（エピマスチゴート型）：キネトプラストは核付近にあり，鞭毛
　は短い波動膜をつくる．
④前鞭毛期型（プロマスチゴート型）：キネトプラストは体前端にあり，鞭毛
　を出している．波動膜はない．
⑤襟鞭毛期型（コアノマスチゴート型）：身体が短く断片的で，キネトプラス
　トは核の前にある．
⑥無鞭毛期型（アマスチゴート型）：円形で鞭毛は痕跡程度．核とキネトプラ
　ストは，はっきりしている．

錐鞭毛期型	後鞭毛期型	上鞭毛期型	前鞭毛期型	襟鞭毛期型	無鞭毛期型
トリポ マスチゴート型	オピスト マスチゴート型	エピ マスチゴート型	プロ マスチゴート型	コアノ マスチゴート型	ア マスチゴート型

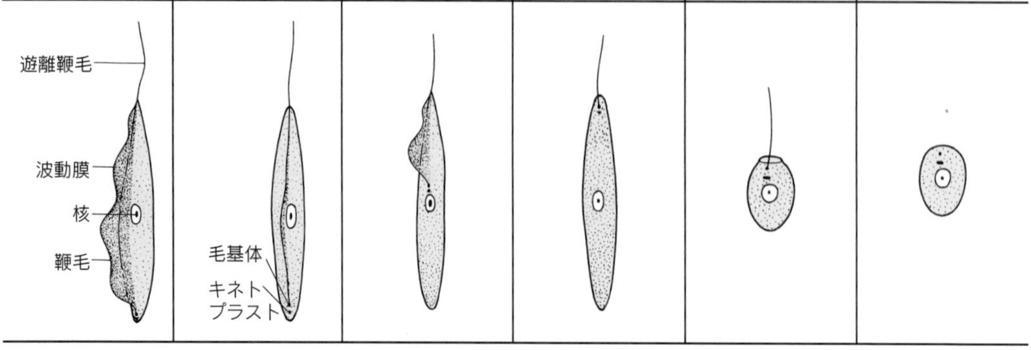

遊離鞭毛

波動膜
核
鞭毛

毛基体
キネト
プラスト

図4-1　トリパノソーマ類原虫の発育型

1　トリパノソーマ類（*Trypanosoma* spp.）

ヒトに病原性を有するトリパノソーマ類には，アフリカトリパノソーマ（ガンビアトリパノソーマとローデシアトリパノソーマ）およびアメリカトリパノソーマ（クルーズトリパノソーマ）がある．

1）ガンビアトリパノソーマ（*Trypanosoma brucei gambiense* Dutton, 1902）

アフリカに分布する**睡眠病**（sleeping sickness）の病原体で，森林に生息する吸血性の**ツェツェバエ**（tse-tse fly）により媒介される．日本では輸入感染症として症例が報告されている．

〔流行地域〕

中部アフリカ（赤道を中心に南北緯15度の範囲）ビクトリア湖以西に分布している．

〔形態・生活史・感染経路〕

ヒトの血液やリンパ液内では錐鞭毛期型（トリポマスチゴート型，体長14〜33μm×2〜4μm）で二分裂で増殖している（**写真4-7**）．この錐鞭毛期型が媒介昆虫であるツェツェバエ（*Glossina palpalis*）に吸血されると，その中腸内で上鞭毛期型（エピマスチゴート型）から**発育終末トリパノソーマ型**（metacyclic trypomastigote form）に発育し唾液腺に集まり，ツェツェバエの刺咬の際に感染する．細胞内に侵入することはない．ヒト体内（血液，リンパ液）では，虫体表面の抗原性（変異株特異的表面糖蛋白：VSG）を次々と変化させ，抗体の攻撃からのがれて，分裂増殖し長期間寄生する．感染の末期には脳脊髄液中にもみられる．終宿主はヒトである．

ローデシアトリパノソーマ（*Trypanosoma brucei rhodesiense* Stephens et Fantham, 1910）

アフリカ睡眠病の病原体の一つだが，媒介ツェツェバエのグループがガンビアトリパノソーマと異なるため，主にアフリカ東南部に分布している．主な宿主はアンテロープ類などの野生動物である．ヒトに感染した場合，早期に心筋炎や中枢神経症状を起こして1年以内に死亡する．

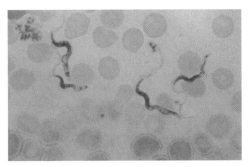

写真4-7　ガンビアトリパノソーマ
血液中の錐鞭毛期型（トリポマスチゴート型）（Giemsa染色）.

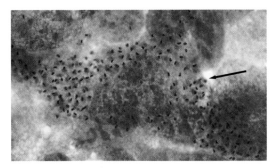

写真4-8　クルーズトリパノソーマ
マウス培養細胞内で増殖するクルーズトリパノソーマの無鞭毛期型（アマスチゴート型）原虫（Giemsa染色）.

症状

潜伏期は約2週間で，初期には刺咬部の硬結があり，熱発作，頭痛を繰り返す．原虫は硬結の消失後まもなく血液中に現れる．次いで発疹，背痛，浮腫があり，2〜3カ月すると熱は持続し，肝・脾腫，頸部リンパ節腫大（Winterbottom's sign）がみられる．さらに症状が進むと感染から2〜3年で中枢神経症状が現れ，歩行・言語障害，痙攣，貧血に加え嗜眠傾向を示し，昏睡状態となり死亡する．

診断・検査

臨床症状，患者の居住地が重要な推定因子である．本症では，長期にわたって血中IgM抗体が顕著に増加する．ELISA法などの免疫（血清）診断法が行われている．初期〜中期には血液またはリンパ節穿刺液から原虫の検出が可能である．塗抹標本を作製し，Giemsa染色後，鏡検する．また，NNN培地などで培養して虫体の増殖を確認することもある．

治療

初期にはスラミン，ペンタミジン，プロパミジンが有効．中期以降ではメラルソプロール（Mel B）なども同時に用いる．最近，フェキシニダゾールが初期および中期以降も経口薬として有効であるとして使用されている．

2) クルーズトリパノソーマ（*Trypanosoma cruzi* Chagas, 1909）

シャーガス（Chagas）病の病原体．ヒトのほか野生動物にも寄生する．ヒトや動物の筋肉・臓器細胞内に寄生する．現在，中南米では約770万人の感染者がいる．

流行地域

中南米と北米の一部に分布する．感染者はブラジル，ボリビア，アルゼンチン，チリに多い．

形態・生活史・感染経路

媒介昆虫は**サシガメ類**．吸血とともに取り込まれた錐鞭毛期型（トリポマス

チゴート型）虫体は，サシガメの前・中腸内で前鞭毛期型（プロマスチゴート型），上鞭毛期型（エピマスチゴート型），無鞭毛期型（アマスチゴート型）（写真4-8）の各型で変態，増殖し，約10日後には直腸内で感染性の発育終末トリパノソーマ型となり，吸血時に糞とともに排出される．ヒトへは，サシガメの刺咬時に糞中の発育終末トリパノソーマ型虫体が皮膚の傷口，眼，口，鼻などの粘膜から侵入して感染する．ヒトに侵入後は筋，肝，脾，心臓などの細胞内で無鞭毛期型（直径2〜4μmの短楕円形）となり，二分裂で増殖する．細胞内で無鞭毛期型が増えると細胞は破壊され，原虫は，血液中で錐鞭毛期型に形態を変え，再び心筋細胞などに侵入する．錐鞭毛期型は18〜22μmで，C形の形態をしており，キネトプラストが大きいのが特徴である．ヒトのほか，イヌ，ネコ，アルマジロなどの動物にも感染している．

症状
侵入破壊される細胞により，症状はさまざまである．一般に小児では急性で激しく，成人では慢性型が多い．初期には侵入部位で増殖するため，**シャゴーマ**（chagoma）とよばれる腫瘤と発赤がみられる．急性の場合は，1〜2週間で発熱とともに眼瞼部を中心に片側性の顔面浮腫を生じる．小児に多く，**ロマーニャ徴候**とよばれている．続いてリンパ節，肝・脾腫，皮疹などが増加し，心不全，中枢神経失調を起こし死亡することがある．慢性の場合は心筋障害，巨大食道症，巨大結腸症を起こす．

診断・検査
流行地での生活経験，腫瘤の有無を調査する．虫体の検出は困難で，未感染のサシガメに患者血液を吸血させ原虫を増殖させて診断する方法（**体外診断法**）や検査材料を培養する方法，さらに最近ではPCR法が用いられているが，通常は2種以上の免疫（血清）診断法を併用して行う．

治療・予防
流行地ではサシガメによる吸血を防ぐため，殺虫剤の残留噴霧が行われている．ニフルチモックス，ベンズニダゾールが新生児で有効であるが，小児や成人では副作用が強く，効果も限られている．

2 リーシュマニア類（*Leishmania* spp.）
リーシュマニア症は，リーシュマニア属の原虫によって起こる人獣共通感染症で，病態によって，肝・脾腫を伴う内臓リーシュマニア症と，皮膚に潰瘍を形成する皮膚リーシュマニア症，および鼻や咽頭腔などを冒す粘膜リーシュマニア症がある．媒介昆虫であるサシチョウバエの消化管内での原虫の寄生場所によって，リーシュマニア属はリーシュマニア亜属とビアーニア亜属に分けられ，21種が知られている．

> **ロマーニャ徴候**
> （Romaña's sign）
> 眼瞼部の浮腫．感染型の原虫を含むサシガメの糞が就寝中に顔面に付着し，目をこすることで眼瞼粘膜から感染することがある．この際，急性炎症として特徴的な眼瞼浮腫が起こる．

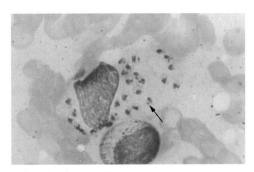

写真4-9　ドノバンリーシュマニア
骨髄中マクロファージ内の無鞭毛期型（アマスチゴート型）虫体（Giemsa染色）.

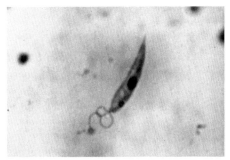

写真4-10　NNN培地で培養後のドノバンリーシュマニア
前鞭毛期型（プロマスチゴート型）虫体.

1）ドノバンリーシュマニア〔*Leishmania* (*Leishmania*) *donovani* (Laveran et Mesnil, 1903) Ross, 1903〕

内臓リーシュマニア症（visceral leishmaniasis）の病原体である. 古くからダムダム熱, **カラ・アザール**（kala-azar）ともよばれている.

流行地域

中国北部, インド東部, 旧ソ連, 中近東, 地中海沿岸, アフリカに広く分布している.

形　態

人体内のものはすべて無鞭毛期型（アマスチゴート型）で, 大きさは2～5 μm×1.5～2.5μmである（**写真4-9**）.

生活史・感染経路

ヒトの血管, リンパ節, 肝, 脾, 骨髄などの細網内皮細胞, 特に**マクロファージ内に寄生**し無鞭毛期型として分裂して増殖する. 媒介者は**サシチョウバエ**（sand fly, *Phlebotomus papatasi*）で体長2～3mmの小さな昆虫である. これが患者を吸血すると, 原虫は中腸内で前鞭毛期型（プロマスチゴート型）となって増殖し, 吸血時にヒトに接種され感染する.

症　状

肝, 脾, 骨髄の細胞に多く寄生する. 約3カ月の潜伏期ののち, 高熱をもって始まり, 肝・脾は腫大し, 肝機能障害が起こる. 造血機能障害のため貧血を起こす. 治療しないと多くは死亡する. 治療後数年たって, 顔面などに結節性の皮膚病変（カラ・アザール性皮膚リーシュマニア症）を起こすことがある.

診断・検査

末梢血中には原虫数が少ないので, 無鞭毛期型虫体を検出するのはむずかしい. 骨髄, リンパ節, 脾臓などの穿刺液を塗抹し, Giemsa染色して観察する. また, NNN培地に培養し, 前鞭毛期型（プロマスチゴート型）虫体を検出する（**写真4-10**）. PCR法では検出率が高く, 種の鑑別も可能である.

スチボグルコン酸ナトリウム(5価アンチモン製剤)が第一選択薬であるが市販されておらず,「熱帯病治療薬研究班」から無償供与されている.その他ペンタミジンが有効である.また,ミルテフォシンの有効性も報告されている.

2) 熱帯リーシュマニア〔*Leishmania (L.) tropica* (Wright, 1903) Lühe, 1906〕

旧世界**皮膚リーシュマニア症**(old world cutaneous leishmaniasis),**東洋瘤腫**(oriental sore)の病原体である.**サシチョウバエ**(*Phlebotomus*属)が媒介.インド,地中海東部などに分布している.顔,四肢など露出部に寄生し,小丘疹をつくり,増大して結節となる.2〜10カ月で瘢痕となり治癒し,生涯免疫を得る.

3) ブラジルリーシュマニア〔*Leishmania (Viannia) braziliensis* Vianna, 1911〕

皮膚粘膜リーシュマニア症(mucocutaneous leishmaniasis)の病原体.中南米に分布するが,症例はブラジルとペルーに多い.**サシチョウバエ**(*Lutzomyia*属)が媒介.ヒトの皮膚に潰瘍をつくり,次第に鼻腔,口蓋,咽頭の粘膜に転移する.さらに深部に進むと軟骨,骨の細胞にも侵入し,拡大融合して,組織欠損を生じる.

c. 胞子虫類

Ⅰ 腸管内寄生胞子虫類

1 ヒトクリプトスポリジウム〔*Cryptosporidium hominis* (Morgan-Ryan, 2002)〕

流行地域

世界各地に分布しており,熱帯地のみならず,アメリカやヨーロッパでも感染がみられる.

感染経路

日本やアメリカでは水道水や井戸水に本虫が混入し,多数の感染者が出た事例が報告されている.小腸粘膜上皮細胞の微絨毛に寄生し,無性生殖と有性生殖を繰り返して増殖し,糞便中に**オーシスト**を排出する.オーシストは直径4.5〜5μmの類円形とかなり小さく,内部に4個のスポロゾイトと1個の残体がある.便中には感染性の成熟オーシストで排出されるので,患者の便の取り扱いには注意を要する.また,ウシ由来の**小形クリプトスポリジウム**(*C. parvum*)がヒトに感染し,同様の症状を呈することがある.

その他の腸管内寄生胞子虫類①

ヒトブラストシスチス〔*Blastocystis hominis* (Malmsten, 1912)〕

感染者の糞便から経口感染し,下痢を引き起こす.世界的に分布し日本でも感染がみられる.直径8〜32μmの球形で,中に大きな液胞状の**中央体**がみられる.**ヨード・ヨードカリ染色**でも**染色性は薄い**ので,鏡検には注意を要する.治療にはメトロニダゾールが用いられているが難治性である.

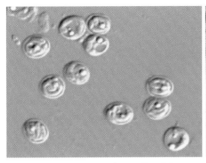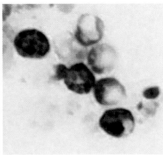

写真4-11　ヒトクリプトスポリジウムのオーシスト
左：微分干渉像（直径約5μm），右：抗酸菌染色像.

症 状

HIV感染者など免疫不全者では，激しい腹痛と**水様性下痢**を起こし，衰弱し，死亡することもある．免疫正常者ではほとんど無症状であるが，下痢を起こすこともある．しかし，免疫正常者では1〜2週間で抗体ができ，下痢は自然治癒する．

診断・治療

検査・診断は，糞便塗抹標本を**Kinyoun（キニヨン）抗酸染色**してオーシストを検出して行う（**写真4-11**）．または，**ショ糖液遠心浮遊法**で糞便からオーシストを集めて鏡検する．治療はイソスポーラに準じて行う．

2　戦争イソスポーラ (*Isospora belli* Wenyon, 1923)

第一次世界大戦中に多くの感染者がみられたため，belli（戦争）の名がある．

流行地域

世界に広く分布し，特に熱帯地方に多くみられる．

形 態

オーシスト（oocyst）：ヒトの糞便中に出てきたオーシストは，大きさは20〜33μm×10〜19μmで未熟の単細胞であるが，外界で発育して2個のスポロブラスト，さらにスポロシストとなり，中に4個の**スポロゾイト**を形成して，成熟オーシストとなる．

生活史・感染経路

成熟オーシストがヒトに摂取されると小腸で脱殻し，スポロゾイトは小腸粘膜細胞に侵入し，細胞内で無性生殖によって分裂体となり，多数のメロゾイトを生ずる．このような無性生殖を繰り返すうちに一部のものは雄性生殖母体，雌性生殖母体となり，有性生殖を行い，未熟オーシストとなって糞便中に排出される．

症 状

腸粘膜で無性的に増殖しているときに下痢を起こす．その程度はさまざまで，HIV感染者など免疫不全者では激しい下痢と吸収不良症候群を起こし，

その他の腸管内寄生胞子虫類②

大腸バランチジウム
〔*Balantidium coli*
(Malmsten, 1857)
Stein, 1863)〕

熱帯・亜熱帯地域で，ブタとともに暮らしている地域で流行している．ヒトに寄生する唯一の繊毛虫類である．健康なブタの約84%が感染していたとの報告もある．50〜100μm×40〜70μmの楕円形の栄養型の体表は，繊毛におおわれ繊毛運動を行う．直径50〜70μmの嚢子は栄養型が被嚢した形である．経口摂取された嚢子は腸管上部で脱嚢し栄養型となり，大腸内で分裂増殖する．栄養型は大腸腸管壁に侵入し，激しい下痢，血便が数カ月続くこともある．下痢便中には栄養型，有形便中には嚢子が排出される．治療はメトロニダゾール，テトラサイクリンが有効である．

死亡する場合もある.

診断・検査
糞便中からオーシストを検出する. あるいは, 小腸粘膜生検で虫体を見出す.

治 療
ピリメタミンとサルファ剤の合剤やトリメトプリムとサルファメトキサゾールの合剤が用いられているが, 難治性である.

3 サイクロスポーラ(*Cyclospora cayetanensis* Ortega, 1993)

世界各地に分布. 特にインド, ネパールで多くみられる. 以前はcyanobacterium-like body またはcoccidian-like body とよばれていた. 米国では集団感染が発生している.

オーシストはヒトクリプトスポリジウムより少し大きく7〜9μmで, ほぼ球形である. 便中には未成熟オーシストが排出され, 外界で発育して成熟オーシストとなる. 成熟オーシストには2個のスポロゾイトが包蔵される. 免疫不全患者では致命的な下痢を起こすことがある. 免疫正常者では, 1〜2カ月続く下痢と体重減少が主症状である.

4 肉胞子虫(*Sarcocystis* spp.)

イソスポーラの近縁で中間宿主を必要とし, 消化管に寄生し糞便中に成熟オーシストを排出する. ヒトを終宿主とする肉胞子虫には, ウシを中間宿主とするヒト肉胞子虫*Sarcocystis hominis*〔(Railliet et Lucet, 1891) Dubey, 1976〕とブタを中間宿主とする*Sarcocystis suihominis*〔(Tadros et Laarman, 1976) Hydron, 1977〕があり, 世界各地でみられる. ウシやブタの肉を加熱不十分な状態で摂食することで感染する. 無症状のこともあるが, 下痢, 腹痛, 嘔吐などを起こすこともある. 有効な治療法はない.

Ⅱ 血液・組織寄生胞子虫類

これに属する原虫は, 無性生殖と有性生殖の発育を行うのが特徴である.

1 マラリア(Malaria)

マラリアはヒポクラテスの時代からあり, 悪い(mal), 空気(aria)を意味している. マラリア撲滅運動は, 第二次世界大戦後WHOが主導し, DDT(有機塩素系の殺虫剤)による蚊対策や抗マラリア薬による治療プログラムなどが世界規模で行われたが, 失敗した. その後アフリカを中心に再び猛威を振るっていたが, 蚊帳の普及と強力な抗マラリア薬の使用により世界的に患者数は減少傾向にある. しかし現在でも, 人類の約半数がマラリアの汚染地域に住み, WHO(2017年)の推計によると, 年間2億1,900万の罹患者があり, 約43.5

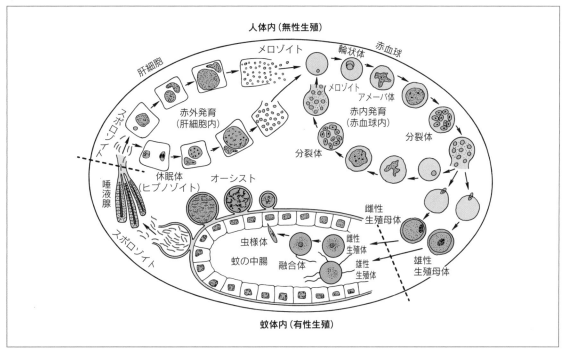

図4-2　マラリア原虫の生活史

万人が死亡していると報告されている．また最近，東南アジアでサルマラリア
（*P. knowlesi*）のヒト感染例が多数報告され，注目されている．現在，マラリ
アは「感染症法」に基づき四類感染症に分類され，診断後ただちに届け出が必
要である．ヒトに寄生するマラリア原虫は下記の5種類である．

①三日熱マラリア原虫　*Plasmodium vivax*（Grassi et Feletti, 1890）Labbé,
　1899

②熱帯熱マラリア原虫　*Plasmodium falciparum*（Welch, 1897）Schaudinn,
　1902

③四日熱マラリア原虫　*Plasmodium malariae*（Laveran, 1881）Grassi et
　Feletti, 1892

④卵形マラリア原虫　*Plasmodium ovale* Stephens, 1922

⑤サルマラリア原虫　*Plasmodium knowlesi*（Franchini, 1927）Sinton, 1932

生活史・感染経路

三日熱マラリアを例にとってマラリア原虫の生活史を説明する（**図4-2**）．
すべて**ハマダラカ**（*Anopheles*）属の蚊によって媒介され，ヒト体内では無
性生殖，蚊体内では有性生殖を行うので，ヒトは中間宿主，ハマダラカは終
宿主である．

①ヒト体内における発育（無性生殖）：マラリア感染蚊に刺されると，**スポ
ロゾイト**（sporozoite）がヒト体内に入り，血流によってすぐ肝細胞に侵入
する．一部は**休眠体**（ヒプノゾイト：hypnozoite）として休止期に入る．他

サルマラリア

マラリアは宿主特異性が高
く，ヒトにかかるマラリア
は4種とされてきたが，
2000年以降，東南アジア
で*P. knowlesi*というサ
ルマラリアがヒトに感染し
ていることが明らかになっ
てきた（第5のマラリア）．
三日熱マラリア（*P. vivax*）
と近縁で，形態的にヒトマ
ラリアに近似している．流
行地域は媒介蚊である特定
のハマダラカの生息域に一
致し，インドシナ半島，ボ
ルネオ島，インドネシアに
広がっている．ヒト感染例
は東部マレーシアで多数認
められ，抗マラリア薬が有
効だが，10%ほどが重症
化する．

**休眠体（ヒプノゾイ
ト）**

休眠体は数カ月後に分裂を
始め，肝細胞を出て赤血球
に寄生する．これが**再発**
（relapse）の原因となる．
休眠体の存在が知られてい
るのは三日熱マラリアと卵
形マラリアだけである．

の一部は無性的に増殖し，**分裂体**(schizont)へと発育し数千個の**メロゾイト**(merozoite)を形成する．これが肝細胞を破壊して末梢血中に出て赤血球内に寄生する．このように赤血球に侵入する前の肝臓内の発育を**赤血球外発育**(赤外発育：exoerythrocytic schizogony)あるいは肝細胞期(liver stage)という．

赤血球に侵入したメロゾイトは発育して**早期栄養体**(**輪状体**：ring form)となり，次いで**後期栄養体**(**アメーバ体**：amoeboid form)となる．さらに成長して**分裂体**となり，中のメロゾイトが放出され，新たな赤血球に寄生して発育が繰り返される．これを**赤血球内発育**(赤内発育：erythrocytic schizogony)という．赤血球内で発育を繰り返すうちに，一部の原虫は**雄性生殖母体**(microgametocyte)と**雌性生殖母体**(macrogametocyte)になる．これが蚊に吸われて有性生殖(細胞融合)を行い，蚊の体内で感染型のスポロゾイドに増殖分化する．

②**蚊体内における発育**(有性生殖)：ハマダラカがヒトを吸血する際，取り込まれた雌雄の生殖母体は，蚊の中腸で生育してそれぞれ生殖体となり，合体して**融合体**(zygote)，さらに発育して運動性のある**虫様体**(ookinete)になる．虫様体は蚊の中腸壁に侵入し，その外側に**オーシスト**(oocyst)を形成する．オーシストは発育して中に多数のスポロゾイトを形成し，壁が破れて体腔内にスポロゾイトを放出する．スポロゾイトは次第に蚊の唾液腺に集まり，吸血するときにヒトに侵入する．

1）三日熱マラリア原虫〔*Plasmodium vivax*(Grassi et Feletti, 1890) Labbé, 1899〕

日本で古くからオコリといわれ，全国的に流行していた．現在では国内での感染はない．**肝内休眠体をもち，再発を繰り返す**．

 流行地域

ヒトのマラリアのなかで最も広く分布し，アフリカ西部を除く世界の熱帯から温帯にかけてみられる．

 形　態

①**輪状体**(ring form)(**写真4-12a**)：メロゾイトが赤血球に侵入した初期の虫体で，大きさは赤血球の1/3(2〜3μm)を占める．また**感染赤血球も大きくなる**．

②**アメーバ体**(amoeboid form)(**写真4-12b**)：輪状体が次第に発育し，原形質がアメーバ状に不規則な形になったもの．赤血球膜には多数の赤い**シュフナー斑点**(Schüffner's dots)が現れる．これはギムザ染色液をpH 7.2〜7.4にするとよく染まる．

③**分裂体**(schizont)(**写真4-12c**)：アメーバ体は次第に発育し，核分裂を始める．核は12〜18個に分裂し，メロゾイトがつくられる．

④**雌性生殖母体**(macrogametocyte)(**写真4-12d左**)：大きさは通常の赤血

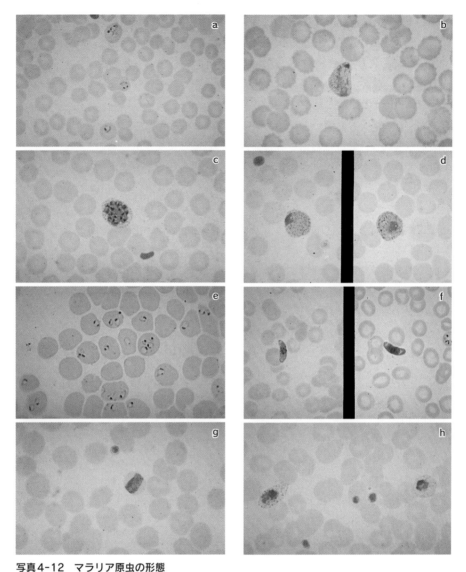

写真4-12　マラリア原虫の形態

a：三日熱マラリア輪状体，b：三日熱マラリアアメーバ体，c：三日熱マラリア分裂体，d：三日熱マラリア雄性生殖母体（右）と三日熱マラリア雌性生殖母体（左），e：熱帯熱マラリア輪状体，f：熱帯熱マラリア雄性生殖母体（右）と熱帯熱マラリア雌性生殖母体（左），g：四日熱マラリア帯状体（band form），h：卵形マラリアアメーバ体.

球の1.5〜2倍（10〜12μm）．ほぼ円形で，核は赤く染まり辺縁にある．

⑤**雄性生殖母体**（microgametocyte）（**写真4-12d右**）：雌性生殖母体よりやや小さく，原形質，核ともに染色性は薄い．核は中央に位置し境界は鮮明ではない．

[症状]

主症状は**発熱，貧血，脾腫**である．スポロゾイトが肝細胞に侵入後6〜7日で赤内型が現れる．何度か赤内発育を繰り返し，原虫数が発熱限界数に達す

ると発症する．感染から発症まで**10〜14日**の潜伏期間がある．発熱の数日前から食欲不振，全身倦怠感があり，次いで急に発熱する．**悪寒・戦慄**を伴い，急激に体温が上昇し，39〜40℃に達する．2〜4時間後には多量の発汗とともに解熱する．このような熱発作はマラリア原虫の赤内発育に要する時間に一致しており（分裂体が血球を破壊してメロゾイトを放出する時期に発熱する），三日熱マラリアの場合は**48時間**ごとに起こる．発熱を繰り返すうちに脾腫がみられる．これは破壊された赤血球の処理とマラリア毒素のためと考えられている．また，造血能以上に赤血球が破壊されると貧血が起こる．

診断・検査

周期的な熱発作が参考になるが，確定診断は末梢血のGiemsa染色標本の鏡検で原虫を検出することである．採血は，熱発作が終わったころがよいとされている．**血液厚層塗抹標本**，**血液薄層塗抹標本**をつくって検査する．厚層標本は検出率はよいが形態が変形しやすいので，薄層標本で虫種を確定する．**アクリジンオレンジ法**は簡便，迅速で熟練を要しないという特長がある．また，血液中のマラリア由来の循環抗原に対するモノクローナル抗体を用いて検出する免疫クロマトグラフィ法がキット化され，簡便・迅速に診断できるようになり世界中で広く用いられている．

治療

急性熱発作（赤内型原虫）に対してはクロロキン，スルファドキシン-ピリメタミン合剤（ファンシダール），メフロキン，ハロファントリン，アルテミシニン，また肝内休眠体にはプリマキンが有効である．

アクリジンオレンジ法
アクリジンオレンジ蛍光色素が核酸に結合し，赤血球中のマラリア原虫の核を明るい蛍光色で染色することができる．このため，Giemsa染色より容易に短時間で判定ができる．

2）**熱帯熱マラリア原虫**〔*Plasmodium falciparum*（Welch, 1897）Schaudinn, 1902〕

死亡率が高いので，悪性マラリアといわれている．**肝内休眠体はない**．

流行地域

分布は熱帯地方に限られ，特にアフリカに多い．

形態

輪状体（ring form）（**写真4-12e**）は小さく，赤血球の1/5（1.5μm）程である．しばしば2核のものがみられる．また，1個の赤血球にしばしば2虫以上が寄生する．感染赤血球は大きくならない．**モーラー斑点**（Maurer's dots，やや大きく粗大な斑点，少数）が認められる．

アメーバ体と分裂体は通常，末梢血中には現れない．脳，骨髄，心臓などの毛細血管の中で発育している（**写真4-13**）．しかし，重症になると末梢血中に認められるようになる．分裂体のメロゾイトの数は8〜18個で，赤血球内での発育は48時間である．

生殖母体は特徴的で，**鎌状**（半月形）を示す（**写真4-12f**）．雌性生殖母体は細長く核は濃染し，核の周りにマラリア色素がみられる．雄性生殖母体は太

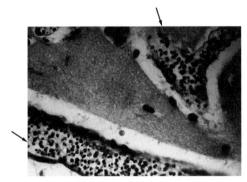

写真4-13　脳血管内に付着している熱帯熱マラリア原虫

く短い．核は淡染性で，クロマチン，マラリア色素とも散在している．

症　状

主症状は**発熱，貧血，脾腫**である．肝細胞内発育は早く5〜6日で赤内型が現れるので，発症も感染後7〜10日と早い．熱帯熱マラリアの場合，発熱は**48時間ごと**であるが不規則である．発熱に戦慄を伴うことは少ない．免疫のないヒトが感染した場合，急性の経過をとり，発症後1〜2週間で脳症（**脳マラリア**），腎不全，血小板減少，消化管出血などを起こして死亡することがあるので，緊急に種を鑑別し熱発作5病日以内に治療を開始する必要がある．またキニーネ投与中の患者が急に黒色の尿を出して重症になる場合がある（**黒水熱**：black water fever）．

診断・検査

三日熱マラリアに準じる．

治　療

感染地域によって，クロロキン，スルファドキシン-ピリメタミン合剤（ファンシダール），メフロキンに対して**薬剤耐性**のあるものがあるので注意を要する．薬剤耐性を予防するためアルテミシニンを基本とした2剤の合剤が用いられている．しかし最近，タイ-カンボジア国境地域でアルテミシニン耐性マラリアが報告されたこともあり，注意が必要である．肝内休眠体はないのでプリマキン投与の必要はない．2013年よりアトバコン・プログアニル塩酸塩錠（マラロン配合錠）が日本でも発売になった．

3）四日熱マラリア原虫〔*Plasmodium malariae*（Laveran, 1881）Grassi et Feletti, 1892〕

　熱帯地方に分布しているが，感染率は低い．末梢血中に輪状体，帯状体（アメーバ体，**写真4-12g**），分裂体，生殖母体が認められる．輪状体は三日熱マラリアに似ているが，感染赤血球は大きくならない．成熟分裂体には8〜10個のメロゾイトが1列に菊花状に配列している．

4) 卵形マラリア原虫（*Plasmodium ovale* Stephens, 1922）

　主として熱帯アフリカに分布し，比較的まれな種である．生活史は三日熱マ
ラリアとほぼ同じで**肝内休眠体をもつ**．

　輪状体は発育するとアメーバ体となるが，形はアメーバ状にならないで密に
丸くなる．感染赤血球は大きくなり，しばしば**卵形**になり，時に**周縁が鋸歯状**
になる．成熟分裂体には6〜12個のメロゾイトができる．赤内発育に要する
時間は48時間である．したがって，発熱は**48時間**ごとに繰り返される．

2　トキソプラズマ〔*Toxoplasma gondii*（Nicolle et Manceaux, 1908）Nicolle et Manceaux, 1909〕

　健常者のトキソプラズマ抗体保有率は，ヨーロッパや中南米では約80％，
アメリカ30〜40％，日本10〜30％である．日本では若年齢層の抗体保有率は
減少傾向にある．成人の感染は大部分が**不顕性感染**である．問題になるのは**妊
婦が初めてトキソプラズマに感染**したときで，胎児は**先天性トキソプラズマ症**
（p.96参照）になり，重篤な症状を示す．

> 流行地域

世界に広く分布する．

> 形　態

種々の発育型がみられる．

①**栄養型**〔**急増虫体，タキゾイト（tachyzoite）**〕（**写真4-14左**）：感染動物の
細胞内にみられる．大きさは3〜7μm×2〜3μmで，半月形をしている．1
個の核を有しており，内生出芽で増殖する．

②**囊子**（**写真4-14中央**）：終宿主および中間宿主の筋肉，中枢神経，脳など
の組織内にみられ，球形の囊を形成（大きさは20〜60μm）し，中には形態
的にはタキゾイトに似た**緩増虫体**（**ブラディゾイト：bradyzoite**）が充満し，
内部でゆっくりと増殖している．

③**オーシスト（oocyst）**（**写真4-14右**）：終宿主（ネコ）の小腸で有性生殖に
よって形成され，糞便とともに外界に排出される．12×10μmの短楕円形
で，中に1個のスポロブラストがある．このオーシストは外界で発育して，
2個のスポロシストとなり，さらに各スポロシスト内に4個のスポロゾイト
をつくる．

> 生活史・感染経路

①生活史

・**終宿主体内における発育**：終宿主はネコ．囊子をもつ中間宿主（ネズミな
　ど）を終宿主のネコが食べると，小腸で脱囊してブラディゾイトが遊離し，
　小腸粘膜上皮細胞内で無性生殖，次いで有性生殖を行い，多数のオーシス
　トを排出する．また，ネコは外界で発育した成熟オーシストを経口摂取し
　て感染し，スポロゾイトが腸粘膜上で増殖，雌雄接合してオーシストを形
　成する．感染したネコからオーシストが排出される期間は7〜20日間で

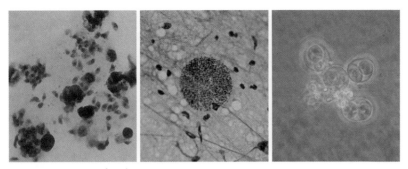

写真4-14　トキソプラズマ
左：栄養型，中央：囊子，右：オーシスト.

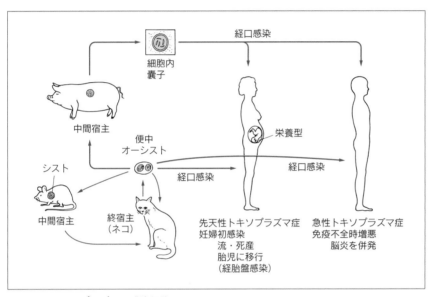

図4-3　トキソプラズマの感染経路

ある.
・**中間宿主体内における発育**：中間宿主（ネズミ，ヒト，イヌ，ブタ，ヒツ
　ジなど）が成熟オーシストまたは囊子を経口摂取すると，小腸でスポロゾ
　イト，ブラディゾイトが遊離し，その部の組織細胞が破れ，栄養型（タキ
　ゾイト）が血中に出て虫血症を起こす．各臓器に運ばれ，細胞内で急速に
　無性生殖する．この際，強い炎症を起こし，壊死巣をつくる．この急性期
　に耐えて生き残ると，慢性期に移行する．慢性期には栄養型は分裂をや
　め，脳や筋肉内に囊子をつくり，緩やかに増殖する.
②**感染経路（図4-3）**：ヒトへの感染には2つの経路がある.
・**先天性感染**：妊娠中に母体が**初感染**した場合，母体中の栄養型が胎盤を
　通って胎児に移行して感染する（**経胎盤感染**：transplacental infection）.

・後天性感染：①ブタやヒツジの肉を生で食べ，その中の嚢子を経口摂取して感染する．②ネコの糞から外界に出て発育した成熟オーシストの経口摂取による．③急性トキソプラズマ症の動物の排泄物中の栄養型が粘膜または傷口より侵入して感染する．

症状

①後天性感染では，大多数が不顕性感染で無症状である．しかし，免疫能が低下すると顕性化し，リンパ節炎，発熱，網脈絡膜炎を起こす．AIDS患者では**トキソプラズマ脳炎**を併発することがある．

②**先天性トキソプラズマ症の4大徴候**は，**網脈絡膜炎，水頭症，脳内石灰化像，精神・運動障害**である．その他，リンパ腺腫脹，肝・脾腫などを起こす．

診断・検査

先天性トキソプラズマ感染児では，早期の薬剤投与がその後の発症を予防するので，早期診断が必要である．脳脊髄液から虫体を検出する方法と，ELISA法，間接赤血球凝集反応，**色素試験**などの免疫(血清)診断法が用いられている．トキソプラズマ**IgM抗体**は感染後5～7日で産生されるので，この抗体が高値である場合は，最近感染があったことを意味しており，重要である．

治療・予防

ピリメタミンとサルファ剤の併用が有効である．妊婦やサルファ剤過敏者にはアセチルスピラマイシンを用いる．予防としては，トキソプラズマに感染していない妊婦は，特にネコとの接触，ヒツジやブタの生肉には注意が必要である．

> **先天性トキソプラズマ症**
> 初感染の母体から経胎盤感染により約30～40%の新生児に起こる．母体の初感染は妊娠中の抗体検査で発見できる．陽性であれば母体の治療を行うとともに新生児の検査や治療を行う．

第5章 衛生動物学

　衛生動物学(sanitary zoology)とは，ヒトの体表に寄生したり，ヒトの感染症を伝播したり，その体内にもっている毒性物質によってヒトに害を及ぼしたりする動物を研究する学問である．特に重要と思われる**医節足動物学**(medical arthropodology)について述べる．

　医節足動物学は，①医ダニ学，②医昆虫学，③医学上重要な甲殻類学に分類されている．

Ⅰ ダニ類 (Acarina)

　ダニ類はクモ綱に属し，世界で約5万種，日本では約1,000種存在している．

　ダニ類は頭・胸部が融合した**顎体部**(gnathosoma)と胴部(idiosoma)からなり，触角と翅(はね)はない．**脚は幼虫3対，若虫と成虫は4対**である．**卵**(egg)→**幼虫**(larva)→**若虫**(nymph)→**成虫**(adult)と成長する．生息場所はきわめて広く，食性は種類によって異なる．食品や室内塵などに発生してアレルギーの原因になったり，動物やヒトの体表に寄生して吸血し，宿主に病害を起こしたり，人獣共通感染症の媒介者となる．

1 ツツガムシ(恙虫)

　幼虫の時期にのみ脊椎動物に寄生して組織液を吸い発育する．**若虫，成虫は土中**で昆虫の卵などを食べて生活している．幼虫は脚が3対，若虫と成虫は4対である．幼虫の胴部背面前方には**背甲板**があり，この形態は種の鑑別に重要である．日本には約70種が知られており，ツツガムシ病リケッチアを媒介する種や激しい皮疹を起こす種が含まれている．

(1) アカツツガムシ〔*Leptotrombidium akamushi* (Brumpt, 1910)〕

　秋田，山形，新潟，福島の大河の中下流域に分布している．致命率の高い古典的ツツガ虫病(6〜10月に流行)の媒介者である．自然界ではハタネズミとの間で流行が繰り返されている．近年，本種によるツツガ虫病は激減した．

(2) タテツツガムシ〔*L. scutellare* (Nagayo et al., 1921)〕(**写真5-1**)

　南西日本を中心に東北中部，北陸，伊豆七島，富士山麓にみられる．新型ツツガ虫病を媒介している．秋から冬にかけて患者発生数が多い．

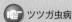 ツツガ虫病

病原体は，*Orientia tsutsugamushi*(リケッチア)である．ツツガムシのリケッチア媒介は，次のように行われている．ツツガムシのある集団は体内にリケッチアを共生保有しており，成虫→卵→幼虫→若虫→成虫とツツガムシの卵巣を介して親から子へと継代されている．幼虫が一生に一度，温血動物からリンパ液を吸うときにリケッチアがネズミやヒトに感染する．ヒトからヒトへは感染しない．刺咬後7〜12日に頭痛，関節痛，発熱があり，所属リンパ節が腫脹し，圧痛を伴う．CRP強陽性，白血球減少，肝機能異常などがみられる．診断は，間接蛍光抗体法，間接免疫ペルオキシダーゼ法が用いられている．治療は，テトラサイクリン系，クロラムフェニコール系抗菌薬が有効である．四類感染症として届け出る．

ツツガムシの刺し口

ツツガムシ幼虫の刺し口は陰部，腋窩，乳房部などに多くみられる．リケッチアは刺し口付近の細胞内で増殖し，リンパ節に達して全身の血管臓器に広がる．刺咬部は2〜3日後に紅色の丘疹になり，次いで水疱から膿疱となる．表面は黒褐色の痂皮でおおわれ，次第に潰瘍となる．

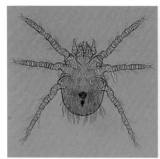
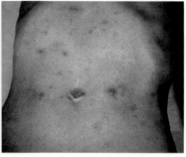
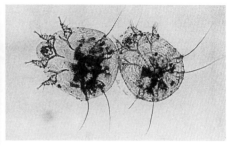

写真5-2　ヒゼンダニ

写真5-1　タテツツガムシとその刺し口

(3) フトゲツツガムシ〔*L. pallidum*（Nagayo et al., 1919）〕

　日本全国に分布している．新型ツツガ虫病を媒介．東北・北陸地方では春と秋に，関東以南では冬に流行がみられる．

2　ヒゼンダニ〔*Sarcoptes scabiei*（Linnaeus, 1758）〕（写真5-2）

　疥癬あるいは重症型の**ノルウェー疥癬**を起こす．成虫は卵円形で，雌0.33〜0.45mm×0.25〜0.35mm，雄0.2〜0.245mm×0.15〜0.2mmの大きさである．雌成虫はヒトの皮膚上で交尾後，**角皮内にトンネルをつくって産卵**する．3〜4日で卵は孵化し，幼虫は皮膚表面に出て若虫となる．さらに成虫となり交尾する．孵化から成虫になるまで約1週間，雌虫の寿命は約2カ月である．顔面以外どこにでも寄生する．特に手指の間，陰茎，腋窩など皮膚の軟らかいところを好む．寄生部位には赤色丘疹，水疱を生じ，きわめてかゆい．掻爬することによって細菌の2次感染を生ずる．診断には，皮膚病変部トンネルの先を強く掻き取ってスライドガラスに置き，20〜30％水酸化カリ液1滴をのせて鏡検する．

　治療法としては1％γ-BHC軟膏や10％クロタミトン軟膏を全身に塗布し，2〜3日後に入浴する方法がよい．寝具などは日光または熱湯消毒する．また，イベルメクチンの内服が有効である．集団感染の場合には患者の隔離が必要である．

 ノルウェー疥癬
疥癬のなかで特に全身性に感染が起こり，寄生ヒゼンダニ数100万〜200万匹の重症の場合をノルウェー疥癬という．免疫能の低下した高齢者などにみられる．

3　ヤマトマダニ〔*Ixodes ovatus*（Neumann, 1899）〕

　東アジアから東南アジアに広く分布．日本でも全土に分布している．成虫は家畜や野ウサギに，幼虫や若虫は野ネズミに寄生している．幼虫，若虫，成虫すべて吸血性である．外皮は厚くて硬く，吸血すると数倍に肥大する．ヒトでは眼瞼咬着例が多い．**野兎病**，**ダニ脳炎**の媒介者である．北海道ではダニ脳炎ウイルスがヤマトマダニによって媒介され，患者が出ている．マダニ類の吸着虫体の除去の際には，皮膚に深く刺し入れている口器を残すと化膿することがあるので注意が必要である．

野兎病（tularemia）
世界に広く分布し，*Francisella tularensis*という細菌によって起こる疾患．マダニの刺咬，野ウサギの調理や屍体処理の際に経皮感染する．頭痛，高熱，リンパ節腫脹などの急性の熱性症状を起こす．診断は免疫（血清）診断法で行う．

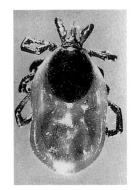

写真5-3　シュルツェマダニ
ライム病を伝播する.

重症熱性血小板減少症候群（SFTS）
2008年に中国で報告され，2011年にSFTSウイルスが患者とマダニから分離されている．日本でも2013年に死亡例が確認され，調査が行われている.

4　シュルツェマダニ〔*I. persulcatus*（Schulze, 1930）〕（**写真5-3**）

　旧ソ連，北欧，韓国，日本に分布している．日本では北日本に多く分布している．**ライム病**，極東ロシア脳炎，野兎病を媒介する.

5　キチマダニ〔*Haemaphysalis flava*（Neumann, 1897）〕

　韓国と日本にのみ分布する．日本では**野兎病**の最も重要な媒介者．**日本紅斑熱**や**SFTS（重症熱性血小板減少症候群）**も媒介する.

6　室内塵ダニおよびダニアレルギー（house dust mites）

　室内塵中のダニ，ダニの糞，ダニの死がいが吸入性アレルゲンとして作用し，喘息，鼻アレルギー，アトピー性皮膚炎を起こす．下記の3種のダニがその原因であると考えられている．すべて体長は0.3～0.4mmで白色のダニである.

(1) **コナヒョウヒダニ**〔*Dermatophagoides farinae*（Hughes, 1961）〕

(2) **ヤケヒョウヒダニ**〔*D. pteronyssinus*（Trouessart, 1897）〕

(3) **ケナガコナダニ**〔*Tyrophagus putrescentiae*（Schrank）〕

　これらのアレルギー疾患の診断は，皮内反応，RAST法，ELISA法によって患者血清中の特異的IgE抗体を検出することで行われる.

7　ニキビダニ〔*Demodex folliculorum*（Simon, 1842），*Demodex brevis*（Akbulatova, 1963）〕

　体長0.1～0.4mmで，こん棒状をしている．退化した4対の脚が体前方1/3のところにある．別名，**毛包虫**，**毛囊虫**といわれている．*D. folliculorum*はヒト顔面の毛包内に，*D. brevis*は皮脂腺内に寄生している．卵は産下後2～3日で孵化し，約2週間で成虫となる.

　正常な皮膚にも寄生しており，無症状であるが，副腎皮質ステロイド軟膏を

ライム病（Lyme disease）
北米コネチカット州ライム地方で1975年に初めて発見された*Borrelia*属のスピロヘータによる感染症．日本ではシュルツェマダニによって媒介されている．症状は，ダニ刺咬3～32日後に頭痛，発熱および刺咬部を中心に遠心性に紅斑〔**慢性遊走性紅斑**（erythema chronicum migrans；ECM）〕を生ずる．日本での症例は軽症が多いが，北米型ではその後，心疾患，脳神経障害，関節炎を生じる．ELISA法，間接蛍光抗体法などの免疫（血清）診断法によって診断する．テトラサイクリン系，ペニシリン系抗菌薬が有効である.

日本紅斑熱（Japanese spotted fever）
*Rickettsia japonica*によって起こる．悪寒・戦慄を伴う39～40℃の発熱が起こり，2～3日後には全身性に紅斑を生じる．特に四肢，手掌に多い．2週間後には消失する．発病は春季・秋季，高齢者に多い．免疫（血清）診断法によって診断する．ライム病とともに，四類感染症として届け出が必要である.

塗っているヒトでは毛囊炎の原因となり，主に顔面に紅色丘疹を生じ，かゆみ，細小血管の拡張がみられる．圧子で病変部を圧迫して得た材料を鏡検してダニを証明する．難治性である．

Ⅱ 昆虫類 (Insect)

　昆虫は身体が**頭部，胸部，腹部**に分かれ，3対6本の脚，2対の翅をもっている．発育は**完全変態**(卵→幼虫→さなぎ→成虫)を行うものと，**不完全変態**(卵→幼虫→若虫→成虫)を行うものがある．

1　蚊 (mosquito) (写真 5-4)

　卵は水面または水辺などに産下される．幼虫(ボウフラ)は水中で生活し，咀嚼式の口器で水中の有機物を食べて発育している．さなぎ(オニボウフラ)も水中で生息し，食物はとらないが水中を活発に運動する．成虫は吸収式の口器をもち，雌はヒトなどを刺咬，吸血する．マラリアなど重要な疾病の媒介者や中間宿主になる．吸血すると卵巣が発育して産卵が行われる．卵は26℃の温度では11～14日で成虫になる．蚊類は大きく3群に分けられるが，そのうち媒介蚊として重要なのは，ハマダラカ (*Anopheles*)，イエカ (*Culex*)，およびヤブカ (*Aedes*) の3グループである．

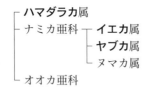

```
           ┌ ハマダラカ属
    ┌ ナミカ亜科 ┬ イエカ属
    │         ├ ヤブカ属
    │         └ ヌマカ属
    └ オオカ亜科
```

(1) シナハマダラカ〔*Anopheles sinensis* (Wiedemann, 1828)〕**(写真 5-4)**

　国内でみられる**マラリア**の媒介蚊として重要である．しかし，世界的にはマラリアを媒介するハマダラカの種は多数存在する．バンクロフト糸状虫も媒介する．翅に黒白の斑紋がある．静止面に45°の角度でお尻をあげて止まる．夜間吸血性である．ヒトのほか，ウシ，ウマを好んで吸血する．7～8月に森の小川，水田，池沼に発生する．

(2) アカイエカ〔*Culex pipiens pallens* (Coquillett, 1898)〕**(写真 5-4)**

　日本で普通にみられる赤褐色～灰褐色の蚊である．**バンクロフト糸状虫，日本脳炎**，イヌ糸状虫を媒介する．夜間活動性．ヒトのほかニワトリを好んで吸血する．3～12月まで活動している．人家近辺にみられ，ドブ，水槽など汚水に多く発生する．近似のチカイエカ (*Culex pipiens molestus*) は大都市の地下水域(ビルの浄化槽，地下鉄の溜水など)に発生し無吸血で産卵する．近縁のネッタイイエカ (*C. quinquefasciatus*) は熱帯・亜熱帯地域に広く分布し，バンクロフト糸状虫の重要な媒介蚊である．

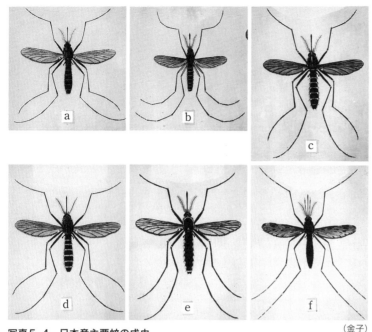

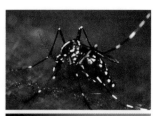

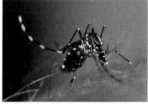

写真5-5　蚊成虫の静止状態
上：ヒトスジシマカ，下：ネッタイシマカ．

写真5-4　日本産主要蚊の成虫
a：アカイエカ，b：コガタアカイエカ，c：ヒトスジシマカ，d：トウゴウヤブカ，
e：オオクロヤブカ，f：シナハマダラカ．

（金子）

(3) コガタアカイエカ〔*Culex tritaeniorhynchus* (Giles, 1901)〕**(写真5-4)**

　アカイエカより小型で吻の中央に黄白帯がある．**日本脳炎**を媒介する．夜間吸血性．ヒトのほか，ブタ，ウシ，ニワトリなどを吸血する．5〜8月はじめに，水田，池沼に発生する．

(4) ヒトスジシマカ〔*Aedes albopictus* (Skuse, 1895)〕**(写真5-5)**

　関東以西に普通にみられる黒色，小型のヤブカで，胸背正中に1本の白線，脚に多くの白線がある．イヌ糸状虫の媒介蚊．昼間吸血性で，8〜9月に最も多くみられる．竹の切り株，墓地，空き缶などに発生する．熱帯地では**デング熱，黄熱**を媒介する．2014年の東京でのデング熱流行を媒介した．

(5) ネッタイシマカ〔*Aedes aegypti* (Linnaeus, 1762)〕**(写真5-5)**

　広く熱帯，亜熱帯に分布し，**デング熱，黄熱**の重要な媒介蚊である．昼間吸血性．タイヤ，空き缶，花瓶の水などが発生源となる．

(6) トウゴウヤブカ〔*Aedes togoi* (Theobald, 1907)〕**(写真5-4)**

　マレー糸状虫，バンクロフト糸状虫，イヌ糸状虫を媒介する．胸背に黄色の4本縦線がある．昼夜ともに吸血する．日本各地にみられ，水槽，墓石，海岸の潮水だまりによく発生する．

2　ハエ（fly）

　卵→幼虫→さなぎ→成虫の完全変態を行う．幼虫は咀嚼式の口器を，成虫は

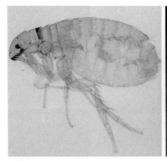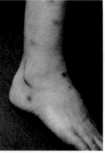

写真5-6　ネコノミ（雌）とその刺傷例

舐食式や吸収式の口器をもつ．成虫はしばしば食品と汚物の間を往来し，病原体の機械的伝播をする．幼虫はまれにヒトの消化管，内耳，皮膚などに侵入して**ハエウジ症**（myiasis）を起こす．

(1) **イエバエ**〔*Musca domestica*（Linnaeus, 1753）〕

世界に広く分布し，日本でも普通にみられる．幼虫は植物質を好み，人家付近のゴミ溜や畜舎に発生する．ハエウジ症を起こす．

(2) **ツェツェバエ**（*Glossina palpalis, G. morsitans*）

アフリカに分布し，**睡眠病**の媒介者として有名である．昼間吸血性．雌雄ともに吸血する．

 ツェツェバエ

ツェツェバエは卵胎生で，体内で孵化した幼虫は第3期幼虫になるまで母体内で発育する．通常雌虫1匹から2週ごとに6〜8匹の幼虫が産下される．蚊に比して繁殖力が弱いため，比較的容易に成虫数を減らすことができる．

3　ノミ（flea）

ノミは体が縦に平たく，翅はない．脚はよく発達している．頭部に櫛棘をもつものとないものがあり，種の分類に役立っている．ノミは畳の下の塵の中などに卵を生む．孵化した幼虫はさなぎを経て成虫になる．成虫は雌雄ともに人畜を吸血する．

(1) **ヒトノミ**〔*Pulex irritans*（Linnaeus, 1758）〕

世界的に分布する．体長1.5〜4mm．前胸，頬の両櫛棘はなく，イヌノミ，ネコノミなどと区別できる．

(2) **ネコノミ**〔*Ctenocephalides felis*（Bouché, 1835）〕（**写真5-6**）

日本におけるノミ刺症のほとんどはネコノミによる．

(3) **ケオプスネズミノミ**〔*Xenopsylla cheopis*（Rothschild, 1903）〕

ヒトノミに類似している．熱帯地方で主としてネズミ類に寄生するが，ヒトにも寄生し，**ペスト**の重要な媒介者である．

(4) **イヌノミ**〔*Ctenocephalides canis*（Curtis, 1826）〕

イヌ小屋などで繁殖するが，ヒトへの病害はほとんどみられない．

4　シラミ（sucking louse）

微翅目に属し不完全変態をする．幼虫，成虫はよく似た形をしており，習性

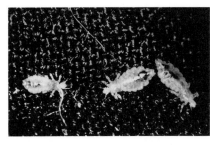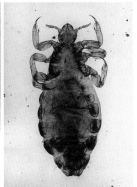

写真5-7　コロモジラミ

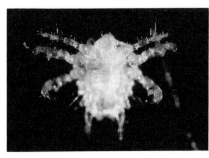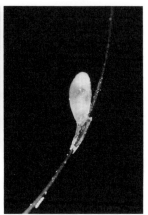

写真5-8　ケジラミ（左）とその卵（右）

も似ている．幼虫，雌雄成虫ともに吸血する．医学上重要なものはコロモジラミ，アタマジラミ，ケジラミである．シラミは宿主固有性が強く，これらはヒトのみに寄生する．

(1) コロモジラミ（*Pediculus humanus corporis* de Geer, 1778）（写真5-7）

　成虫の体長は2〜4mm×0.6〜0.8mm．灰白色をしている．体幹と肌着に寄生し，肌着の繊維に産卵する．幼虫，雌雄成虫ともに吸血し，吸血時以外は衣服に潜んでいる．卵は6日前後で孵化し，幼虫は10日前後で成虫になる．**発疹チフス**を媒介する．

(2) アタマジラミ〔*P. humanus humanus* (Linnaeus, 1758)〕

　形態的にはコロモジラミと区別できないが，生態は異なっている．頭髪に寄生し，吸血，産卵する．小学校などで集団発生が起こることがある．治療は0.4％フェノトリン粉剤を頭髪に散布し，1時間後にシャンプーする．これを2日おきに3〜4回繰り返し行う．

(3) ケジラミ〔*Phthirus pubis* (Linnaeus, 1758)〕（写真5-8）

　陰毛に寄生する．体長1mm前後．強大な爪をもっているので，特にcrab louseといわれている．卵は1個ずつ産下され，毛根付近に糊づけられる．性

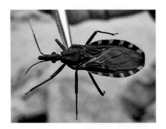

写真5-9　サシガメ

交によって感染する．口器を皮膚に深く差し込んで長時間吸血するので掻痒感が激しく，湿疹などを起こすことも多い．

治療は剃毛し，抗菌薬軟膏を塗布する．またはフェノトリン粉剤を用いる．

5　ブユ（blackfly）

ブヨ，ブトともよばれている．成虫は体長2〜7mmで，吸血性昆虫である．幼虫，さなぎは小川や渓流の流水中に生息し，流れてくる有機物を捕食して発育する．ヒトをよく吸血し，農山村や高原，河原で被害が多い．特に朝夕に吸血する．アフリカでは*Simulium ochraceum*，中南米では*Simulium damnosum*などが**回旋糸状虫**（オンコセルカ）**症**の中間宿主として重要である．

6　アブ（horsefly）

成虫は大型のものが多く，雌は昼間ヒトや動物を吸血する．刺咬は激痛を伴う．幼虫は水田の土中や湿地の泥の中などに生息し，肉食性である．アフリカではメクラアブ類（*Chrysops* spp.）が**ロア糸状虫**の中間宿主になっている．

7　サシチョウバエ（*Phlebotomus papatasi*, *Lutzomyia* spp.）

雌が吸血性で**カラ・アザール**，**熱帯リーシュマニア**，**ブラジルリーシュマニア**などを媒介する．

8　サシガメ（Kissing Bug，Triatoma）（写真5-9）

中南米に広く生息する吸血性のサシガメのうち，シャーガス病を引き起こすクルーズトリパノソーマ原虫を媒介する種が存在する．南米のブラジルサシガメ（*Triatoma infestans*），中央アメリカのメキシコサシガメ（*Triatoma dimidiata*）とベネズエラサシガメ（*Rhodnius prolixus*）などが特に重視されている．

9　トコジラミ（南京虫）（Bed Bug，Cimex）

体長5〜7mmの吸血性昆虫だが，同じカメムシ目のサシガメと違い病原体を媒介しない．刺し口から注入される唾液により，激しいかゆみが生じる．殺

表5-1　節足動物が媒介する主な病気

病原体	疾病	媒介昆虫
ウイルス	日本脳炎	コガタアカイエカ
	デング熱	ヒトスジシマカ，ネッタイシマカ
	黄熱	ネッタイシマカ
リケッチア	発疹チフス	ヒトジラミ
	紅斑熱	マダニ類
	ツツガ虫病	アカツツガムシ，フトゲツツガムシ，タテツツガムシ
スピロヘータ	ライム病	シュルツェマダニ
細菌	ペスト	ケオプスネズミノミ，ヒトノミ
原虫	マラリア	ハマダラカ属
	シャーガス病	サシガメ
	アフリカ睡眠病	ツェツェバエ
	リーシュマニア症	サシチョウバエ
条虫	瓜実条虫症	イヌノミ，ネコノミ，イヌハジラミ
	縮小条虫症，小形条虫症	ネズミノミ類，甲虫類
吸虫	肺吸虫症	サワガニ，モクズガニ

注：線虫類に関しては第2章のA「線形動物総論」（**表2-1**）を参照.

虫剤や防虫剤で駆除できる.

　節足動物が媒介する主な疾病を**表5-1**に示す.

第**6**章　寄生虫検査法

A｜寄生虫検査総論

I 原理

　寄生虫症の診断は，寄生虫体，虫卵，幼虫などを検出するのが確実であるが，これらの検出が不可能な場合には，免疫学的検査法，生物学的検出法などを用いる.

II 検査材料

　検査材料は，対象となる寄生虫によってさまざまである．たとえば，
①**糞便**：腸管寄生性の蠕虫および原虫
②**血液**：フィラリア，マラリア，リーシュマニア，免疫(血清)診断法を行う場合など
③**尿**：Bilharz住血吸虫
④**喀痰**：肺吸虫，糞線虫など
⑤**体液・組織**：胆汁 (Lambl鞭毛虫，肝吸虫，肝蛭，糞線虫など)
　　　　　　　　肝膿瘍穿刺液(赤痢アメーバ，包虫など)
　　　　　　　　皮膚(オンコセルカ，顎口虫，リーシュマニアなど)
　　　　　　　　肝臓(住血吸虫，イヌ回虫など)
　　　　　　　　腸壁(赤痢アメーバ，住血吸虫など)
　　　　　　　　肺(イヌ糸状虫など)
　　　　　　　　横紋筋(旋毛虫)

III 顕微鏡検査法

　鉤虫卵など卵殻の薄い虫卵や原虫類の生鮮標本を観察する場合には，絞りを適当に絞って視野をある程度暗くして観察する.

　マラリアなど原虫類の染色標本は，視野を明るくして油浸レンズ(1,000倍)で観察する.

　標本は一端の角から縦送りにハンドルを回し，見終わったら視野を横にスライドさせ，再び縦送りにして，重複や見逃しがないように観察する.

虫卵検査では，通常，弱拡大（40〜100倍）で探し，その後，強拡大（400倍）にして細部を観察し確認する．顕微鏡下で虫卵などの大きさを計測するにはミクロメーターを用いる．接眼ミクロメーターは1cmを100等分に刻んである．

Ⅳ 免疫学的検査法

免疫学的検査法には，宿主の産生した**抗体を検出**（過去および現在の感染の有無を確認）する方法と，抗体を用いて寄生虫のもつ特異的な**抗原を検出**（寄生虫の存在の有無を確認）する方法がある．免疫（血清）診断法では抗体の検出を行う．

1 抗体検出法

(1) 酵素抗体法 (ELISA法)

抗原を結合させたマイクロプレートに患者血清を反応させ，酵素標識抗ヒトイムノグロブリン抗体と基質を加え，発色あるいは発光させて抗体を測定する．

ELISA：enzyme-linked immunosorbent assay

(2) dot-ELISA法

ニトロセルロース膜に数種類の寄生虫抗原を吸着させ，定性的に検査できる．数種類の抗原を用いることができ，目視で判定可能であるため，スクリーニングとして有用である．

(3) 凝集反応

ヒツジ赤血球またはラテックス粒子に寄生虫抗原を吸着させ，患者血清と反応させる．間接赤血球凝集反応，ラテックス凝集反応とよばれている．

(4) 間接蛍光抗体法 (IFA法)

虫体または幼虫，虫卵を抗原として準備しておく必要がある．これに患者血清を反応後，FITCなどの蛍光色素標識抗体を反応させて蛍光顕微鏡で観察する．トキソプラズマ，マラリア，クルーズトリパノソーマ，赤痢アメーバ，住血吸虫，旋尾線虫をはじめ多くの寄生虫症に用いられている．

IFA：indirect fluorescent antibody

FITC：fluorescein isothiocyanate

(5) オクタロニー法 (寒天ゲル内二重拡散法) (写真6-1)

厚さ1mmの寒天ゲル層（0.9%アガロース）に小穴をあけ，患者血清と寄生虫抗原を置き，沈降線の形成により診断する．**IgG抗体**による反応で，現在スクリーニング法として広く用いられている．検出感度は低いが，各種寄生虫抗原を一度に反応できるので有用である．

(6) 補体結合法 (CF法)

抗原抗体複合物に補体が非特異的に結合するので，その補体の消費量を測定して抗原抗体反応の強さを測定する．寄生虫感染の症状とよく一致するので，治癒判定などに利用されている．

CF：complement fixation test

(7) 皮内反応 (生物学的検査法)

①即時型：虫体抗原を皮内に接種15分後に，ピークに達した膨隆の大きさを

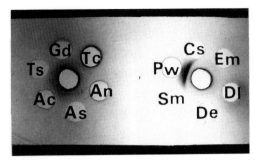

写真6-1 オクタロニー法
中央の穴には患者血清を，周囲の穴にはそれぞれの寄生虫
抗原を入れて反応させる．

測定して診断する．これは産生された**IgE抗体**によって起こる反応である．
肺吸虫，包虫，住血吸虫の診断に用いられることがある．しかし，この反応
は非特異的反応で治癒後も抗体陽性が出るので，スクリーニングとして感染
を否定する場合のみ有効である．

②**遅延型**：皮内接種後24〜48時間でピークに達する反応で，細胞性免疫が関
与している．原虫感染症の診断に用いられることがある（トキソプラズマ，
トリパノソーマ，リーシュマニア）．

2　抗原検出法

免疫クロマトグラフィ法（p.123）は，簡単かつ短時間で結果が出るので
POC（point of care）検査やスクリーニング法としてたいへん有用である．マ
ラリアやフィラリアの診断に用いられる（RDT：rapid diagnostic test）．

Ⅴ 遺伝子増幅を用いた診断法（PCR法，LAMP法）

病原体由来の微量なDNA，RNAを特異的なプローブにより増幅するため，
感度・特異度にすぐれている．

直接目視が困難な場合や，目視できても形態学的に種の同定が困難な場合に
活用されている．

①シャーガス病，リーシュマニア症など原虫症の診断

②赤痢アメーバ*E. histolytica*と*E. dispar*の鑑別

③5種のマラリアの鑑別

④裂頭条虫類，ヒトクリプトスポリジウム，旋毛虫類などの鑑別

⑤幼虫移行症などの診断

(1) PCR (polymerase chain reaction) 法

通常細胞核内で行われるDNAの増幅を試験管内で人工的に再現する技術が
ポリメラーゼ連鎖反応である．ごく微量のDNAの鋳型の存在下に，耐熱性の

DNAポリメラーゼ (Taqポリメラーゼ) と特異的プライマーおよびヌクレオチドをサーマルサイクラーで反応させれば目的の遺伝子を100万倍に増幅することができる.

(2) LAMP (loop-mediated isothermal amplification) 法

栄研化学社が開発した遺伝子DNA増幅技術で, 65℃の恒温槽と4種のプライマーおよびポリメラーゼ試薬で, PCRと同等あるいはそれ以上の効率で目的の遺伝子を増幅することができる.

B | 検査材料別各論

Ⅰ 糞便

　検査材料として最も多いのが**糞便**である．糞便は，広口で蓋のついたプラスチック容器に，母指頭大くらいの量を採取する．採取直後に検査することが望ましいが，やむをえない場合は，一般虫卵検査では低温で保存し，虫卵の発育を停止させるのがよい．培養法を行う場合は，低温では虫卵が死滅して幼虫発育がみられない場合があるので，常温で保存する．

　また，アメーバ類の栄養型を下痢便中に見出そうとする場合は，37℃で保温のうえ2時間以内に検査する必要がある．

　虫卵を含んだ糞便などの検査材料を長期に保存する場合は，通常，10％ホルマリン液に保存する．その他の固定保存液としては，糞便内の原虫，虫卵，幼虫の保存にMIF固定保存液，また原虫の栄養型，囊子，オーシスト，その他の虫卵や幼虫も固定・保存ができるSAF液を用いる．

1 培養法

　虫卵が外界で発育して**感染型幼虫（フィラリア型幼虫）**となる線虫類（鉤虫，糞線虫，東洋毛様線虫など）では，糞便を培養して感染型幼虫を検出する．虫卵検査よりも検出率がよく，虫種の鑑別もでき，便利である（**図6-1**）．

1）濾紙培養法（図6-2）

①中試験管に4～5mLの蒸留水（水道水でもよい）を入れておく．

②短冊形に切った濾紙（15×2cm）に，試験管に入れやすいよう中央に縦の折り目をつける．

③濾紙の上1cm，下4cmを除いた部分に約0.5gの糞便を均等に塗り，中試験管に入れる．濾紙の下端が管底に届くようにする．

④管口をポリエチレン紙などでおおい，試験管立てに立てて，25～28℃で約7日培養する．

⑤濾紙を抜き取って，試験管の底をルーペで観察する．幼虫は走水性があるので管底に集まる．

⑥管底の水をピペットでスライドガラスにとり，鏡検する．幼虫の動きが活発な場合は，弱く加熱するか，ホルマリンや希ヨード液を少量加えて運動を停止させて観察する．

2）寒天平板培養法

①二重シャーレを準備する．

②1.2～1.5％の寒天平板を二重シャーレの内側のシャーレにつくる．外側のシャーレには25％グリセリン液を満たし，幼虫がシャーレの外に逃げ

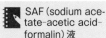

MIF（merthiolate-iodine-formaldehyde）固定保存液

・A液：マーゾニンチンキ200mL＋ホルマリン25mL＋グリセリン5mL＋蒸留水250mL（マーゾニンチンキ：マーゾニン1g＋アルコール500mL＋アセトン100mL＋エオジン2g＋蒸留水400mL）
・B液：ヨードカリ10g＋ヨード5g＋蒸留水100mL
→使用時にA液47：B液3に糞便5gを混和して保存する．

SAF（sodium acetate-acetic acid-formalin）液

・酢酸ナトリウム1.5g
・氷酢酸2.0mL
・ホルマリン4.0mL
・蒸留水92.0mL

培養法の注意点

フィラリア型幼虫は感染性をもち，経皮感染するので取り扱いには注意を要する．また検査後には，材料器具は煮沸処理する．

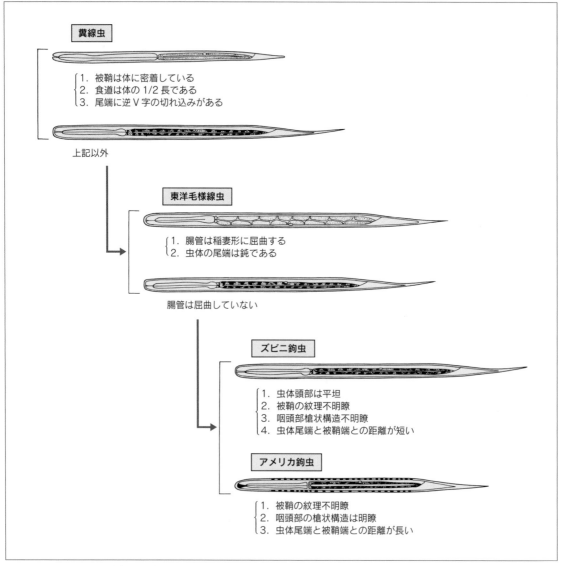

図6-1　フィラリア型幼虫の鑑別

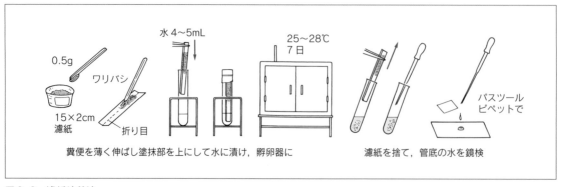

図6-2　濾紙培養法

ないようにする.

③シャーレ内の寒天の中央に約2gの糞便を置き，28℃で保湿箱に入れて2日間放置すると幼虫の這った蛇行状の軌跡が観察できる.

2　糞便内寄生虫卵の検出法

寄生虫の種類によって糞便内に産卵される虫卵数が異なり，また虫卵の比重なども異なるので，検査しようとする虫卵に最も適した検査法を選ぶことが大切である.

虫卵検査の評価

虫卵が検出できない場合でも寄生虫に感染していることがある.
①雄のみの単性寄生の場合
②幼若成虫寄生の場合
③産卵数が少ない場合
④異所寄生，迷入の場合

1）直接塗抹法（図6-3）

スライドガラス上に生理食塩水（生食水）または20％グリセリン液を1〜2滴とり，これに爪楊枝でとったごく少量の便（3〜5mg）をよくかき混ぜる. 大きい食物残渣は取り除いてカバーガラスをして鏡検する. 塗抹の濃度は，標本を通して新聞の文字が読める程度がよい. この方法は，回虫卵，日本海裂頭条虫卵など産卵数の多い寄生虫卵の検査に適している.

2）集卵法

糞便中の夾雑物をできるだけ減らし，虫卵のみを集めて検出する方法である. 集卵法は糞便と虫卵の比重の差を利用し，糞便質より軽い虫卵は浮遊法を，糞便質と差のない虫卵は遠心沈殿法を行う.

（1）遠心沈殿法

種々のものが考案されているが，代表的な方法はホルマリン・エーテル法（MGL法）とAMSⅢ法である.

❶ホルマリン・エーテル法（MGL法）（図6-4）：広く各種の蠕虫卵，幼虫，原虫嚢子が検出でき，ホルマリン固定により沈渣の保存も可能である.

①糞便の数カ所より約0.5gをスピッツ管にとり，生食水約7mLを加え，よく混和する.

②これをガーゼ1枚でスピッツ管に濾過し，毎分2,500回転（2,500rpm）で3分間遠心する.

③上清を捨て，沈渣に約7mLの10％ホルマリン液を加え，攪拌する. 20〜30分静置して固定する.

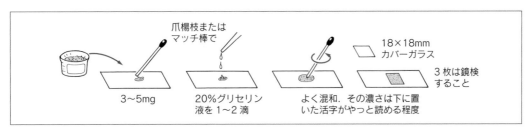

爪楊枝またはマッチ棒で

3〜5mg　　20％グリセリン液を1〜2滴　　よく混和. その濃さは下に置いた活字がやっと読める程度

18×18mm カバーガラス

3枚は鏡検すること

図6-3　直接塗抹法

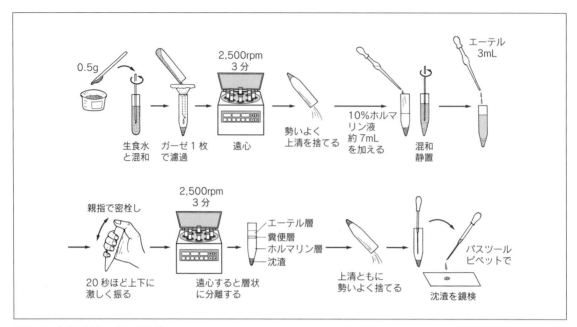

図6-4 ホルマリン・エーテル法

④エーテル3mLを加え，管口をラップなどでおおい，これを親指で強く押さえて激しく振盪する（親指を離すときは，ゆっくりとガス抜きをしながら行う）．

⑤2,500rpm，3分間遠心．上からエーテル層，糞便層，ホルマリン層，沈渣の4層に分かれる．

⑥管を勢いよく傾けて上部3層を捨て，残った沈渣をパスツールピペットでとって標本をつくり鏡検する．

❷**AMSⅢ法**：日本住血吸虫をはじめとする各種の吸虫卵の検出に適している．

手順①，②は前述のMGL法と同じ．

③沈渣にAMSⅢ液10mLを加え攪拌後，2,500rpmで3分遠心する．

④上清を捨て，沈渣にAMSⅢ液7mLを加え攪拌後，界面活性剤（Triton NEまたはTween 80）を1〜2滴加えて攪拌，さらにエーテル3mLを加え，ラップで管口をおおい，親指で強く押さえて強振する．

⑤2,500rpm，3分間遠心．

⑥管を勢いよく傾けて上部3層を捨て，残った沈渣をパスツールピペットでとって標本をつくり鏡検する．

(2) 浮遊集卵法（図6-5）

鉤虫卵，東洋毛様線虫卵の検出に用いる．代表的なものに飽和食塩水浮遊法，硫苦・食塩水浮遊法がある．代表的な飽和食塩水浮遊法について述べる．

①糞便約0.5gを，あらかじめ1/3量の飽和食塩水を入れた小試験管にと

 AMSⅢ液

・A液（比重1.080）：38％塩酸45mL＋蒸留水55mL
・B液（比重1.080）：硫酸ナトリウム9.6g＋蒸留水100mL
→使用時にA液とB液を同量混ぜる．

 飽和食塩水

比重1.200．水1,000mLに食塩（NaCl）400g以上を加え，加熱して十分食塩を溶かし，冷却する．冷えると結晶が析出するので，その上清液を用いる．

 硫苦・食塩水

比重1.270．水1,500mLに食塩（NaCl）500g，硫酸マグネシウム500gを加え，加熱して溶かし，冷却する．同様に上清液を用いる．硫苦とは硫酸マグネシウムのことである．

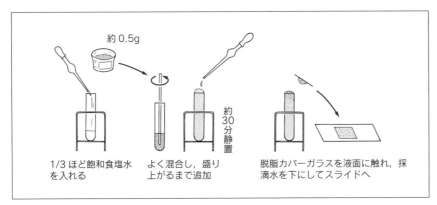

図6-5　飽和食塩水浮遊集卵法

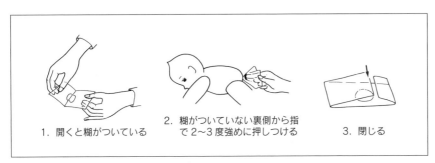

図6-6　肛囲検査法（セロファンテープ法）

り，よく攪拌する．

②試験管立てに立て，これにピペットでゆっくりと，液面が表面張力によってこんもりと盛り上がるまで飽和食塩水を追加していく．

③約30分静置後，盛り上がった表面にカバーガラスを軽く触れさせ，付着した飽和食塩水を下にしてそのままスライドガラスにのせて鏡検する（放置しすぎると虫卵が破壊されるので1時間以内に観察する）．

3）肛囲検査法（セロファンテープ法）（図6-6）

　蟯虫は特異な産卵習性をもち，糞便中からはほとんど虫卵は検出されない．市販の検査用テープまたはセロファンテープを朝，排便前に肛門に押しつけて虫卵を採取し鏡検する．本法は蟯虫卵のほか，無鉤条虫卵の検出にも用いられる．

3　寄生虫卵鑑別の要点

　虫卵の形態は種によってさまざまであるが，その鑑別は次の5項目によって行われる（写真6-2，図6-7，表6-1）．

①**大きさ**：回虫受精卵（50〜70 μm）の大きさを基準として覚えておき，それと比較して判定すると便利である．

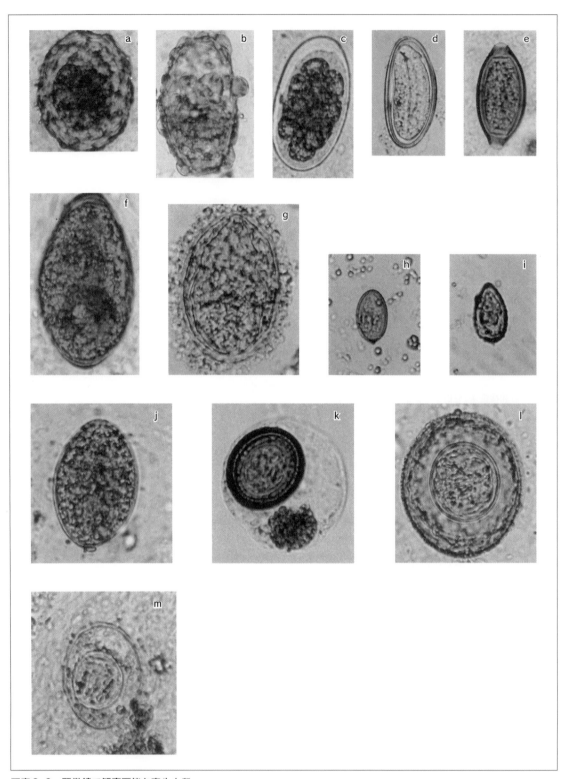

写真6-2 顕微鏡で観察可能な寄生虫卵
a：回虫受精卵，b：回虫不受精卵，c：鉤虫卵，d：蟯虫卵，e：鞭虫卵，f：Westerman肺吸虫卵，g：日本住血吸虫卵，h：横川吸虫卵，i：肝吸虫卵，j：日本海裂頭条虫卵，k：無鉤条虫卵，l：縮小条虫卵，m：小形条虫卵.

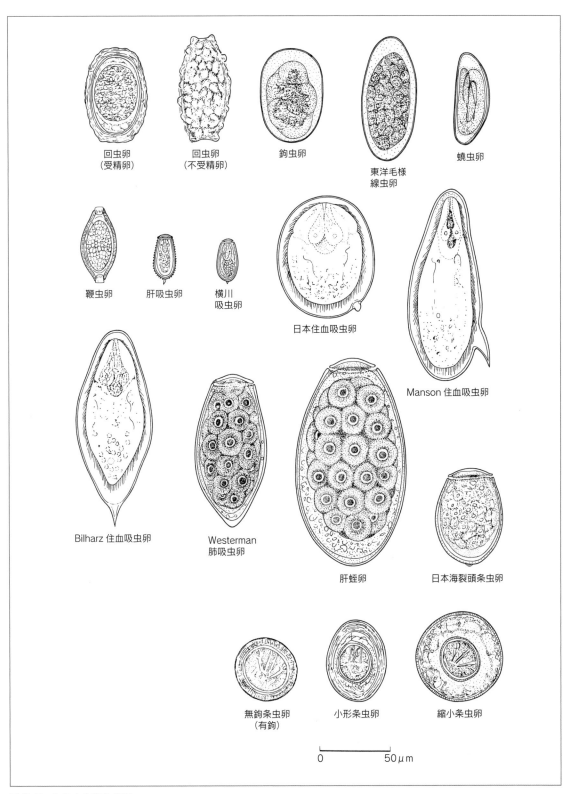

回虫卵
（受精卵）

回虫卵
（不受精卵）

鉤虫卵

東洋毛様
線虫卵

蟯虫卵

鞭虫卵

肝吸虫卵

横川
吸虫卵

日本住血吸虫卵

Manson 住血吸虫卵

Bilharz 住血吸虫卵

Westerman
肺吸虫卵

肝蛭卵

日本海裂頭条虫卵

無鉤条虫卵
（有鉤）

小形条虫卵

縮小条虫卵

0　　　　　50μm

図6-7　主な人体寄生虫卵

表6-1　主な人体寄生虫卵の鑑別

	虫卵名	大きさ（μm）	色・形	卵殻（幼虫被殻）および付属物	卵内容
線虫類	回虫卵（受精卵）	45～75×35～50	黄褐色 楕円形	卵殻は厚く，こんぺい糖状の蛋白膜	単細胞
	回虫卵（不受精卵）	65～95×40～60	黄褐色 長楕円形	卵殻，蛋白膜ともに薄い．左右非対称形	油滴状の顆粒
	鉤虫卵	56～61×35～40	無色 楕円形	薄い	新鮮便で4細胞期
	東洋毛様線虫卵	75～91×39～47	無色 砲弾形	やや薄く，両端の弯曲に差がある	桑実期細胞
	蟯虫卵	50～60×20～30	無色 柿の種状	やや厚く，左右非対称形	幼虫またはオタマジャクシ期
	鞭虫卵	40～50×22～25	褐色 岐阜提灯形	厚く，両端に無色の栓がある	単細胞
吸虫類	肝吸虫卵	27～32×12～20	黄褐色 ナスビ形	小蓋あり，卵殻との接合部は外に突出．表面はメロンの網目状	ミラシジウム
	横川吸虫卵	28～32×15～18	黄褐色 楕円形	小蓋あり，卵殻との接合部に突出はない	ミラシジウム
	日本住血吸虫卵	70～100×50～70	淡褐色 楕円形	やや厚く小蓋はない	ミラシジウム
	Westerman肺吸虫卵	80～90×46～52	黄褐色 鶏卵形	やや厚く前端に幅広い 小蓋，後端は肥厚	卵細胞と卵黄細胞
	肝蛭卵	150～190×75～95	黄褐色 楕円形	小蓋あり 最も大きい	卵細胞と卵黄細胞
条虫類	日本海裂頭条虫卵	60～70×40～50	灰褐色 楕円形	やや厚く，小蓋がある	卵細胞と卵黄細胞
	無鉤条虫卵 有鉤条虫卵	30～40	灰褐色 類円形	卵殻は壊れやすく，通常は幼虫被殻が裸出，厚く放線状	六鉤幼虫
	小形条虫卵	44～55×40～45	無色 楕円形	薄く，中の幼虫被殻はレモン形で両端に突起があり，フィラメントが出ている	六鉤幼虫
	縮小条虫卵	60～80	灰褐色 球形	厚く，中の幼虫被殻は球形	六鉤幼虫

・**大型虫卵**：肝蛭卵，肥大吸虫卵，棘口吸虫卵

・**やや大型卵**：東洋毛様線虫卵，日本住血吸虫卵，肺吸虫卵，回虫不受精卵

・**中型卵**：回虫受精卵，鉤虫卵，日本海裂頭条虫卵，縮小条虫卵

・**やや小型卵**：蟯虫卵，鞭虫卵，有鉤条虫卵，無鉤条虫卵，小形条虫卵

・**小型虫卵**：肝吸虫卵，横川吸虫卵，異形吸虫卵

②**形**：卵形，楕円形，球形，提灯形，徳利形など特有の形をしている．しかし，虫卵そのものの厚みや標本の厚みによって，虫卵がカバーガラスに対して斜めになったり垂直になったりして，本来の形とは異なってみえる場合がある．このときはカバーガラスを軽く突いて向きを変えるとよい．

③**色調**：無色，淡黄色，黄褐色をしている．回虫卵は本来無色であるが，宿主

の胆汁色素によって染まり，黄褐色にみえる．

④**卵殻（幼虫被殻）および付属物**：卵殻の厚さおよび構造も重要な鑑別点である．最も厚く著明なものは回虫受精卵，薄いのは鉤虫卵である．有鉤条虫卵や無鉤条虫卵では卵殻は薄く，壊れやすいので，糞便内では幼虫被殻が裸出しており卵殻はみられない．肝吸虫卵では卵殻に亀甲状の紋理がみられる．小蓋（卵蓋）は，線虫類にはみられないが，住血吸虫を除く吸虫類や裂頭条虫類の虫卵にみられる．付属物として，回虫卵には卵殻周囲に蛋白膜が，鞭虫卵には両端に栓がみられる．肝吸虫や住血吸虫卵では小突起がみられる．

⑤**卵内容**：線虫類では卵細胞が1個だけのものから，かなり発育が進み幼虫になっているものまでさまざまな発育期のものがある．吸虫類，条虫類には1個の卵細胞と多数の卵黄細胞からなるもの，それが発育してミラシジウムや六鉤幼虫になっているものがある．

4　原虫の検査法

1）栄養型検出法

(1) 生鮮標本作製

　赤痢アメーバ，Lambl鞭毛虫，腟トリコモナスの栄養型を生きた状態で観察するためには，検体を直接スライドガラスに置き，カバーガラスをかけてただちに観察する．温度が低いと運動が鈍くなり，みつけにくくなる．材料の運搬は**30～37℃に保温**し，**2時間以内**に観察する．

(2) 永久標本作製

　シャウジン液固定し，ハイデンハイン鉄hematoxylin（ヘマトキシリン）染色を行う．しかし最近では，昇汞水の取り扱いが不便なこと，操作が複雑なことなどから，コーン染色法を行うことも多い．囊子の場合も同様に行う．

❶**ハイデンハイン鉄hematoxylin染色法**

　①カバーガラスに便を薄く塗り，生乾きのうちに60℃のシャウジン液に塗抹面を下にして浮かべ（1分），次いで裏返しにし，シャーレに沈めて固定する（30分）．

　②ヨードアルコールで脱昇汞（15分）．

　③70%，50%アルコール，流水で水洗する（各2分）．（翌日まで持ち越す場合は，70%アルコールで止める．）

　④2.5%鉄ミョウバン液（4～12時間）に浸漬．

　⑤流水で水洗後，0.5%ヘマトキシリン液（6～12時間）に浸漬．

　⑥流水で水洗後，2.5%鉄ミョウバン液で脱色（鉄ヘマトキシリン液で過染色しているので，ときどき標本を出して染まり具合をみる）．

　⑦2時間水洗後，脱水する（50→70→90→100%アルコール→キシレン）．

　⑧封入して鏡検する．

❷**コーン染色法**：この染色法は**固定と染色を同時に行うことができる**ので便利である．また，クロラゾール・ブラックEは異染色性色素なので，本来の黒

シャウジン液

飽和昇汞水（昇汞0.7g/温蒸留水100mL）2：無水アルコール1
使用時に混和液100mLに対し氷酢酸5mLを加える．

ハイデンハイン鉄ヘマトキシリン染色：Heidenhain's iron hematoxylin stain

ヨードアルコール

70%アルコールにヨード・ヨードカリ液を滴下して濃いビール色にする．

0.5%ヘマトキシリン液

蒸留水90mL＋ヘマトキシリン0.5g＋無水アルコール10mL
広口ビンに入れ，4週間熟成させる．使用時に濾過し，何度でも使用可能．

コーン染色：Kohn's stain

色のほかに，対象物によってさまざまな色調にみえる．ホルマリン固定便も使用できる．

①スライドガラスに糞便を薄く塗る．

②ただちに(半乾きの状態)コーン染色液に浸し，室温で2時間放置する(嚢子の場合は長めにする)．

③濾紙で余分な染色液をとり，95％アルコールで10～15秒洗う．

④100％アルコール，キシレンで脱水後，封入，検鏡する．

結果 ハイデンハイン鉄hematoxylin染色法と染まり方はほとんど同じである．原虫の核，カリオソーム，クロマチン顆粒，類染色質体などは黒色～黒青色～青緑色に染められる．新鮮便の標本では細胞質は緑から灰緑色に染色されるが，古い便では灰色から黒色に染まる．虫体内に取り込まれた赤血球は，ピンク色から黒色までさまざまである．大腸アメーバの嚢子はピンク色を帯びて染色される．

その他，Giemsa(ギムザ)染色法(腟トリコモナス，Lambl鞭毛虫，ヒトブラストシスチスがきれいに染まる)，トリクローム染色法が栄養型の永久染色に用いられる．

2) 嚢子検出法

嚢子は固形便中に検出される．生鮮標本では確認がむずかしいので，ヨード・ヨードカリ染色して鏡検する．永久標本は，栄養型と同様に作製する．

(1) ヨード・ヨードカリ染色

赤痢アメーバなどのアメーバ類嚢子，Lambl鞭毛虫嚢子，ヒトブラストシスチスの検出に用いる．栄養型の検出には使用できない．スライドガラス上にヨード・ヨードカリ液を1滴とり，少量の糞便と混ぜ，カバーガラスをかけて鏡検する．

(2) 集嚢子法

嚢子の数が少ないときには，ホルマリン・エーテル遠心法(MGL法)が行われる．

3) ヒトクリプトスポリジウム検査法(サイクロスポーラも同様)

(1) Kinyoun(キニヨン)抗酸染色法

①スライドガラスに糞便を薄く塗り，乾燥後，メタノールで固定する(2～3分)．

②乾燥後，石炭酸フクシン液を塗抹面にのせて染色する(5分)．

③軽く水洗後，5％硫酸で塗抹面の赤色がなくなるまで脱色する(数秒～1分)．

④水洗後，0.3％ライトグリーン(または1％メチレンブルー)液で後染色する(1分)．

⑤水洗，乾燥後，脱水，封入して鏡検する．

コーン染色液

・基本液：
90％アルコール 170mL
メタノール 160mL
氷酢酸 20mL
フェノール 20mL
1％リンタングステン酸 12mL
蒸留水 618mL

・染色液：基本液1,000mL＋クロラゾール・ブラックE 5.0g
クロラゾール・ブラックEを乳鉢で磨砕し，基本液を少しずつ加えながら滑らかなペースト状にする．数分間放置後，液状部を保存する．沈渣がなくなるまでこの操作を繰り返す．室温で4～6週間熟成させる．使用時に濾過する．

トリクローム染色：trichrome stain

ヨード・ヨードカリ液

ヨードカリ2.0gを10～20mLの蒸留水に溶解後，ヨード1.0gを加えて溶かし，蒸留水を加えて全量を50～100mLにする．(5倍濃縮液として作製，褐色ビンで1年間保存可．)

Kinyoun石炭酸フクシン液

95％アルコール20mLに塩基性フクシン4gを溶解し，石炭酸8mLを加え，蒸留水で100mLとする(使用時に濾過する)．市販のチール・カルボールフクシン液でもよい．

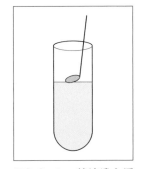

結果 ヒトクリプトスポリジウムのオーシストは大きさがほぼ均一で, 淡いピンクから明るい赤色または濃赤色に染まる. 酵母や細菌は青色または緑色に染まるので区別しやすい. オーシストは全体が一様に染まるのではなく, 中央部が薄く抜けたようにみえる. 同じ標本でもオーシストの染色には濃淡がある. 大小不同の円形顆粒が赤染することがあるので注意する.

(2) ショ糖液遠心浮遊法 (図6-8)

① 糞便0.5〜1gを5mLの水に溶き, ガーゼで濾過し, 2,000〜2,500rpmで5分間遠心する (下痢便の場合は水2mL).

② 沈渣にショ糖液5mLを加え, よく撹拌して遠心する.

③ 本虫のオーシストは浮いてくるので, 先端を輪にしたエーゼで表層水をスライドガラスにとり, カバーガラスをかけて鏡検する (400倍以上で観察, 位相差顕微鏡のほうがよい).

図6-8 ショ糖液遠心浮遊法

結果 ヒトクリプトスポリジウムのオーシストは直径4.5〜5μmの円形または短楕円形で非常に小さい. 顕微鏡のコンデンサや絞りを調節して視野が薄い灰色にみえるようにすると, オーシストは内部が白く輝くようにみえる. スポロゾイトは判別できないが, 中央部に大小の顆粒がみえる. 酵母などは屈折性が異なるので, 薄く緑色を帯びてみえる.

(3) 蛍光抗体法

上記の浮遊法などで集オーシストを行い, 市販の染色用キットで染色後, 蛍光顕微鏡で検鏡する. 感度・特異性が高い.

> **ショ糖液遠心浮遊法のポイント**
> 便は新鮮なものがよいが, 保存が必要な場合は, 2%重クロム酸カリウム液を等量以上加えておくと, 1〜2週間くらい保存できる. 10%ホルマリン固定, SAF液固定した便も使用できる.

> **ショ糖液**
> 比重1.200. サッカロース500gを650mLの蒸留水に溶解する (比重1.2).

血液

1 血液内ミクロフィラリア検査法

バンクロフト糸状虫, マレー糸状虫などのミクロフィラリアは血液中に出現するので, 血液塗抹標本をつくり, Giemsa染色して検査する (**図6-9**, **表6-2**).

厚層塗抹標本はミクロフィラリアの有無を, 薄層塗抹標本は種の鑑別をするのに適している. 採血はミクロフィラリアの定期出現性を考えて行う. やむをえず昼間に採血するときには, ジエチルカルバマジンを投与するミクロフィラリア誘発法を行う.

> **ギムザ液**
> リン酸緩衝液 (pH7.2) で5%ギムザ液とする.

1) 厚層塗抹定量検査法

採血用メランジュールで10μLの血液をとり, スライドガラス上に細長く線状に塗抹する. これを3回繰り返し, 川の字状にし, 十分乾燥, 溶血させ, メタノール固定後, Giemsa染色する.

2) 膜濾過法

現在では濃厚感染者が少なくなったので, 静脈血を溶血後, ヌクレポアフィ

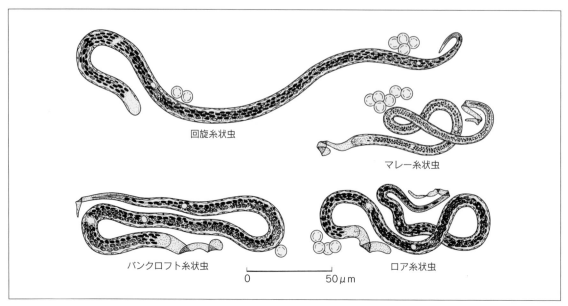

図6-9　主なミクロフィラリア

表6-2　主な人体寄生糸状虫のミクロフィラリアの鑑別点

	バンクロフト糸状虫	マレー糸状虫	回旋糸状虫	ロア糸状虫
被鞘	有鞘	有鞘	無鞘	有鞘
体長（μm）	244〜296	177〜230	221〜358	250〜300
出現部位	血液中	血液中	皮下組織	血液中
定期出現性	夜間（または昼間）	夜間	なし	昼間
尾部	徐々に細くなっており，尾端に核がない	尾端に核があり，その部分が膨張している	核は大きく，尾端近くまで核がある	核は大きく，尾端まで核がある
頭端	頭端から核の始まりまでが短い	頭端から核の始まりまでが長い	頭端から核の始まりまでが長い	頭端から核の始まりまでが短い

ルタ（ポアサイズ3μm）に通過させ，フィルタ上に残ったミクロフィラリアを膜ごと染色して検査する方法も行われている．5〜10mLの大量の血液を濾過できる．

3）薄層塗抹検査法

　スライドガラスの一端に血液を1滴とり，ほかのスライドガラス（またはカバーガラス）を接し，30〜45°の角度で一様の速さですべらせて標本をつくる（図6-10）．乾燥後，メタノールで固定し，Giemsa染色または鉄hematoxy-lin染色を行い鏡検する．鉄hematoxylin染色では被鞘がきれいに染色される．

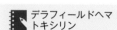
デラフィールドヘマトキシリン
・ヘマトキシリン　1g
・無水アルコール　10mL
・飽和アンモニウムミョウバン（20g/100mL）
　100mL

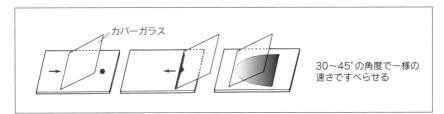

カバーガラス

30～45°の角度で一様の速さですべらせる

図6-10　薄層塗抹標本のつくり方

2　マラリア検査法

発熱時にはいつでも原虫を検出できる.

1）血液塗抹標本 Giemsa（ギムザ）染色法

厚層塗抹標本で原虫の有無を確かめ，薄層塗抹標本で原虫の種類を鑑別する（**表6-3**）.

（1）厚層塗抹標本

スライドガラスに血液をとり，ほかのガラスの端で円を描くようにしてフィブリンを析出させ，スライドガラスに固着させる．乾燥後，20％メタノールで溶血，固定し，5％ギムザ液で30分染色する．水洗，乾燥後，鏡検する.

（2）薄層塗抹標本

きれいなスライドガラスの一端に少量の血液を置き，これにカバーガラスを接し，45°の角度で血球をつぶさないように押して標本をつくる．乾燥後，メタノールで固定し，Giemsa染色する．原虫染色のために**ギムザ液はpH7.2～7.4に調整**する.

アクリジンオレンジ染色：acridine orange stain

2）アクリジンオレンジ染色法

カバーガラスにアクリジンオレンジ染色液を数滴のせ，メタノール固定した薄層標本に押しつけて染色し，ただちに蛍光顕微鏡で観察する．原虫の細胞質は赤く，核は黄緑に染色される．干渉フィルタを用いると太陽光でも観察できる.

■アクリジンオレンジ液

アクリジンオレンジ100μgを5mMトリス緩衝液またはリン酸緩衝液1mLに溶解し，冷暗所に保存する.

3）免疫学的検査法など

間接蛍光抗体法，ELISA法が用いられている.

最近では熱帯熱マラリア原虫が分泌する特異蛋白HRP-Ⅱを抗体で検出する免疫クロマトグラフィ法（**図6-11**）が，感度・特異度に優れており，多用されている（RDT）.

HRP-Ⅱ：histidine-rich protein Ⅱ

3　その他の原虫（トキソプラズマ）検査法

患者材料から虫体を検出すれば確定診断できる．検査材料としてよく用いられるのは脳脊髄液である.

表6-3　マラリアの形態

	三日熱マラリア原虫	熱帯熱マラリア原虫	四日熱マラリア原虫	卵形マラリア原虫
感染赤血球	大きくなる	不変	不変	やや大きくなり卵形
輪状体	大きさは赤血球の1/3.核は1個（時に2個）.細胞質は細い.	大きさは赤血球の1/5.しばしば2核のものがみられる.1個の赤血球に2虫以上が寄生.赤血球の辺縁にあることが多い.細胞質はきわめて細くシャープ.	大きさは赤血球の1/3以上.細胞質は密に太く，中に大きな核がみられる.	大きさは赤血球の1/3.核は2個のことがある.細胞質はやや太く，核は大きい.
アメーバ	シュフナー斑点を認める.	末梢血には通常出現しない.脳・心臓などの毛細血管内で発育.モーラー斑点がみられる.	帯状になる.	卵形の辺縁がノコギリ状になる.シュフナー斑点がみられる.
分裂体	メロゾイトは12〜18個で，色素顆粒は中央に集まる.	末梢血には通常出現しない.脳・心臓などの毛細血管内で発育.メロゾイトは8〜18個.	8〜10個のメロゾイトが菊花状に並ぶ.	6〜12個のメロゾイト.色素顆粒は中央に集まる.
雄性生殖母体	円形，原形質ともに染色が不明瞭で，核はやや中央に位置する.	ソーセージ形.核は淡染性で，クロマチン，マラリア色素とも散在している.	三日熱マラリアに似ているが小さい.	三日熱マラリアに似ている.
雌性生殖母体	円形，核は辺縁にあり，強く染まる.	鎌状（半月形）.核は中央にあり，濃く染まる.	三日熱マラリアに似ているが小さい.	三日熱マラリアに似ている.

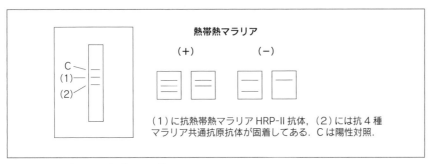

図6-11　免疫クロマトグラフィ法

1）塗抹標本検査法

　液性材料の場合は，2,500rpm，5分遠心して，沈渣を塗抹し，メタノール固定後，Giemsa染色して観察する．臓器の場合は，その割面からスタンプ標本をつくり，同様にGiemsa染色する．しかし，この方法では虫体の検出はむずかしい．

2）マウス接種による虫体の分離

　マウスはトキソプラズマに感受性が高いので，マウス体内で虫体を増殖させて検出する方法である．

①液性材料は遠心後，数倍量の生食水に浮遊する．固形材料は細切，磨砕後，5〜10倍量の生食水を加え，濾過したものを用いる．

②5〜6週齢のマウスに材料0.5〜1mLを腹腔内接種する．

③接種1〜2週の間に変化（腹水貯留，元気がない）がみられた場合は，腹腔液をとり，塗抹標本をつくって虫体を確認する．

④変化がみられない場合は，腹腔液，肺，肝，脾，脳などの磨砕液をつくり，マウスに継代接種する．5代継代しても虫体が確認できない場合は中止する．

3）色素試験（Sabin-Feldman's dye test）

　生きたトキソプラズマの栄養型は，通常はアルカリ性メチレンブルーによく染まるが，抗体の存在下では染色されないという原理を利用した方法である．

　この方法は，トキソプラズマ症の免疫（血清）診断法としては特異性の高いものであるが，生きた虫体を用意しなくてはならないので，研究機関でのみ検査が可能である．

①トキソプラズマ栄養型に非働化した検査血清と健常人血清を加え，37℃，30分反応させる．

②アルカリ性メチレンブルーで染色し，染色性を失った虫体のパーセントを算出する．

③50％以上の数値を示す検査血清の希釈倍率を抗体価とする．抗体価が16倍

以上が陽性であるが，256倍以上のときトキソプラズマ症と診断する．

Ⅲ その他の材料を用いた検査

1 尿
Bilharz住血吸虫症では，虫卵は膀胱内に排出されるため多数の虫卵を含む肉眼的な血尿がみられる．また，フィラリア症では尿中には特にIgG4抗体が排出されるため，サブクラス特異的な抗体検査が診断に有用である．腟トリコモナス症では腟分泌物だけでなく尿沈渣でも虫体を検出できる．

2 皮膚
皮膚（粘膜）リーシュマニア症では，丘疹や潰瘍の辺縁部に原虫が寄生しているので，注射針などで採取したサンプルをGiemsa染色して検鏡したり，PCR検査を行う．オンコセルカ症（回旋糸状虫症）では皮膚腫瘤内に成虫を検出できる．また，皮膚幼虫移行症（皮膚爬行症）では皮下の幼虫を生検して直接検出することがある．

3 喀痰
Westerman肺吸虫症では喀痰内に虫卵を検出することがある．播種性糞線虫症では，喀痰や尿からも自家感染した幼虫が検出される．

4 脳脊髄液
広東住血線虫感染では沈渣に幼虫・幼若成虫を，またアメーバ性脳脊髄膜炎ではアメーバを検出する．前者では好酸球増多もみられる．

5 胆汁・十二指腸液
肝吸虫症，肝蛭症では胆汁や十二指腸液中に虫卵を検出する．糞線虫症ではラブジチス型幼虫を検出する．

6 肝膿瘍穿刺液
アメーバ赤痢による肝膿瘍では，穿刺液や生検材料から栄養型を検出する．

◎**検査法の知識と技術のまとめ**

①虫種によって最適の検査法を選択する．何を検出するか：虫卵，幼虫など

②虫種によって最適の検査材料を選択する：糞便，血液，尿，喀痰，皮膚組織，筋肉，脳脊髄液，直腸粘膜など

③検査材料を扱うときの感染性に対する注意点

④寄生虫卵，囊子，オーシストの集卵法について

⑤虫卵の鑑別(大きさ，色，形，卵内容，付属物)について

⑥虫卵検査で検出できない寄生虫は何か

⑦集卵法の特徴と種類について

⑧蟯虫卵の検査法について

⑨フィラリア型幼虫の鑑別点について

⑩ミクロフィラリアの検査法

⑪虫体の保存，透徹，圧平，染色法について

⑫オーシストの検出法について

⑬マラリアの検査法について

⑭赤痢アメーバの検査法について

⑮ヒトクリプトスポリジウムの検査法について

⑯抗体検査の診断的な意義と実際の検査法について

⑰生物学的検査法とは何か

⑱遺伝子診断法(遺伝子関連検査)

索 引

【著者略歴】

平　山　謙　二
（ひら　やま　けん　じ）

1981 年　東京医科歯科大学医学部卒業
1985 年　東京医科歯科大学大学院医学研究科修了
　　　　　九州大学生体防御医学研究所助手（遺伝学部門）
1988 年　聖マリアンナ医科大学講師（病害動物学）
1989 年　Harvard University, Research fellow（熱帯公衆衛生学）
1995 年　埼玉医科大学医学部教授（医動物学）
2001 年　長崎大学熱帯医学研究所教授（免疫遺伝学）
2007 年　長崎大学熱帯医学研究所所長（2007〜2011 年，2017〜2019 年）
2021 年　長崎大学大学院熱帯医学・グローバルヘルス研究科教授
　　　　　長崎大学名誉教授
　　　　　現在に至る　医学博士

最新臨床検査学講座
医動物学　第 2 版

ISBN 978-4-263-22377-2

2016 年 1 月 10 日	第 1 版第 1 刷発行
2020 年 1 月 10 日	第 1 版第 5 刷発行
2021 年 1 月 10 日	第 2 版第 1 刷発行
2024 年 1 月 10 日	第 2 版第 4 刷発行

著　者　平　山　謙　二
発行者　白　石　泰　夫

発行所　**医歯薬出版株式会社**

〒113-8612　東京都文京区本駒込1-7-10
TEL　(03) 5395-7620（編集）・7616（販売）
FAX　(03) 5395-7603（編集）・8563（販売）
https://www.ishiyaku.co.jp/
郵便振替番号　00190-5-13816

乱丁，落丁の際はお取り替えいたします．　　　印刷・真興社／製本・愛千製本所
© Ishiyaku Publishers, Inc., 2016, 2021.　Printed in Japan